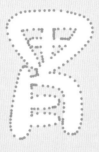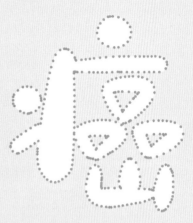

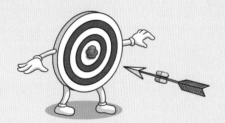
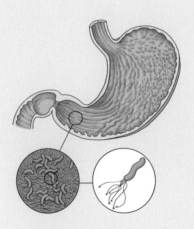

·季加孚·　·张 宁·

总主编　执行总主编

肿瘤科普百科丛书

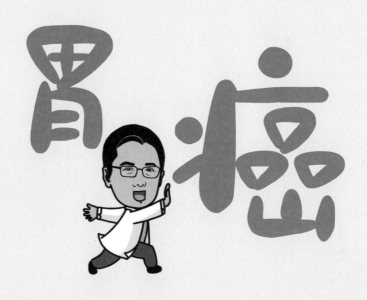

胃癌

主　编　季加孚
副主编　步召德　冷家骅
编　者　（按姓氏笔画排序）

王安强	北京大学肿瘤医院	苏 昊	北京大学肿瘤医院
冯梦宇	北京大学肿瘤医院	张 霁	北京大学肿瘤医院
李 阳	北京大学肿瘤医院	张一楠	北京大学肿瘤医院
李嘉临	北京大学肿瘤医院	范 彪	北京大学肿瘤医院
杨合利	北京大学肿瘤医院	季 科	北京大学肿瘤医院
步召德	北京大学肿瘤医院	季 鑫	北京大学肿瘤医院
吴晓江	北京大学肿瘤医院	季加孚	北京大学肿瘤医院
何 流	北京大学肿瘤医院	宗祥龙	北京大学肿瘤医院
冷家骅	北京大学肿瘤医院	贾子豫	北京大学肿瘤医院

秘　书　李嘉临　北京大学肿瘤医院

人民卫生出版社
·北 京·

《肿瘤科普百科丛书》编写委员会

健康是促进人全面发展的必然要求，是经济社会发展的基础条件，是民族昌盛和国家富强的重要标志。人们常把健康比作 1，事业、家庭、名誉、财富等就是 1 后面的 0，人生圆满全系于 1 的稳固。目前我国卫生健康事业长足发展，居民主要健康指标总体优于其他中高收入国家平均水平，健康中国占据着优先发展的战略地位。但随着工业化、城镇化、人口老龄化进程加快，中国居民生产生活方式和疾病谱不断发生变化。心脑血管疾病、癌症、慢性呼吸系统疾病、糖尿病等慢性非传染性疾病导致的死亡人数占总死亡人数的 88%，这些疾病负担占疾病总负担的 70% 以上。了解防控和初步处理这些疾病的知识，毋庸置疑，会降低这些疾病的发生率和死亡率，会降低由这些疾病导致的巨大负担。

我国人口众多，人均受教育水平较低，公众的健康素养存在很大的城乡差别、地区差别、职业差别，因此公众整体的健康素养水平较低。居民健康知识知晓率低，吸烟、过量饮酒、缺乏锻炼、不合理膳食等不健康生活方式比较普遍，由此引起的疾病问题日益突出。《"健康中国 2030"规划纲要》中指出，需要坚持预防为主，深入开展爱国卫生运动，倡导健康文明生活方式，预防控制重大疾病。这是健康中国战略的重要一环，需要将医学知识、健康知识用公众易于理解、接受和参与的方式进行普及。这种普及必须运用社会化、群众化和经常化的科普方式，充分利用现代社会的多种信息传播媒体，不失时机地广泛渗透到各种社会活动之中，才能更有效地助力健康中国战略。

据统计，中国每天有 1 万人确诊癌症，癌症是影响人民身体健康的重要杀手之一。在众多活跃于肿瘤临床一线、热衷于为人民健康付出的专家们的支持和努力下，通过多次研讨，我们撰写了这套《肿瘤科普百科丛书》，它涵盖了我国最常见的肿瘤。我们在吸取类似科普读物优点的基础上，不单纯以疾病分类为纲要介绍，还以患者对不同疾病最关心的问题为中心进行介绍。同时辅以更加通俗的语言和图画，描述一个器官相关的健康、保健知识，不但可以使"白丁"启蒙，还可以使初步了解癌症知识的人提高水平。

最后，在此我衷心感谢每一位主编和编委的支持和努力，感谢每位专家在繁忙的工作之余，仍然为使患者最终获益的共同目标而努力，也希望该丛书能够助力健康中国行动。

季加孚

北京大学肿瘤医院　北京市肿瘤防治研究所

2022 年 4 月

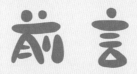

前言

根据世界卫生组织的统计资料，在 2020 年，全球范围内新发胃癌人数超过 100 万人，死亡人数约为 76.9 万人，胃癌的全球发病率在所有恶性肿瘤中排第 5 位，死亡率排第 3 位。东亚是胃癌的高发地区，其中胃癌发病率最高的国家是日本，其次分别为蒙古、韩国、中国。我国是人口大国，每年新发胃癌患者数目接近全球总数的一半。疾病给患者带来了巨大的身心痛苦和经济负担。养成健康的生活习惯、提高对胃癌的认识水平，对胃癌的防控有着重要的意义。

胃癌是多因素作用、多基因参与、多阶段发展的疾病，通常是由疾病早期逐渐进展为中晚期。如果能在病程早期及时发现胃癌，患者的预后和生活质量将大大提高。同为胃癌高发国家，日本和韩国分别在 20 世纪 80 年代和 90 年代开展了全民胃癌早期筛查工作，两国的早期胃癌比例在所有临床收治病例中的占比分别可达 80% 和 50%，远高于我国的数据。由于经济水平和医疗资源限制，我国尚不能做到全民筛查，但是近年来随着全民健康意识的提高和健康体检的普及，我国的胃癌早期诊断率也在逐步提高。希望本书的出版能够进一步提高公众的健康意识、改变自身不良的生活方式，从某种程度上降低我国胃癌的发病率和死亡率。

本书的编者均为来自临床一线的医生，接触过大量的患者和病例，有着丰富的临床经验。书籍主要面向普通读者及胃癌患者、家属，采用通俗的语言，以问答的形式，配合丰富的插图，从胃癌的预防、筛查、诊断、治疗和康复等多个方面进行了较为全面的介绍。希望大众能够从我们的书籍中得到一些收获，也衷心希望我们的书能够帮助胃癌患者和家属进一步了解疾病，以科学的方法、积极的心态面对癌症。

由于编写时间仓促，文笔水平有限，也许本书离读者的期望还有一定距离，不足之处在所难免。在此恳请各位读者和专家多提宝贵意见，以便及时修正。

季加孚

北京大学肿瘤医院

2022 年 4 月

目 录

二、检查与诊断

一、概述

1. **胃的构造是什么样的**

胃是人体消化道中最宽大的部分，位于左上腹，像一个有弹性的口袋，上端连着食管，接受来自食管的食物，下端连接十二指肠，将处理过的食物排入十二指肠。与食管相连的胃的入口处称为贲门，与十二指肠相连的出口处称为幽门。在幽门处有环形增厚的肌肉称为幽门括约肌。胃的右上缘，即自贲门延伸至幽门的部分称作胃小弯。胃大弯与胃小弯相对应，是胃的左侧缘，自贲门延伸至幽门。十二指肠紧接幽门，它的长度与十二个手指的宽度基本相同，故称为十二指肠。

胃的结构分为胃底、胃体及胃窦三部分，胃底是胃的贲门切迹平面以上的部分，也称为胃穹窿。胃体的上方与胃底相接，下界在胃小弯侧，为胃小弯的最低点，在胃大弯侧没有明显的分界，一般以胃大弯开始转为近于横向走行处为界。胃窦部居于胃体下界与幽门之间。

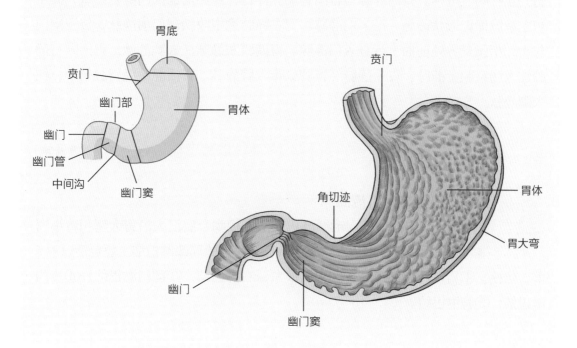

胃壁共分四层，自内向外依次为黏膜层、黏膜下层、肌层及浆膜层。黏膜层是胃壁最内层，富于血管，呈红色，由一层柱状上皮细胞组成。黏膜下层由疏松结缔组织和弹性纤维所组成，内有丰富的血管和淋巴管。肌层包括三层不同方向的肌纤维，内层是斜行纤维，中层是环行纤维，外层是纵行纤维。肌层外即浆膜层，是胃的最外层。

（李嘉临）

2. 胃的血液是如何循环的

胃的血液供应系统包括动脉和静脉系统，其中动脉血液主要来源于腹腔动脉干。胃的动脉组成了两条动脉弧，分别沿胃大弯和胃小弯走行。胃大弯动脉弧由源于脾动脉的胃网膜左动脉和源于胃十二指肠动脉的胃网膜右动脉组成；胃小弯动脉弧由源于腹腔干的胃左动脉和源于肝总动脉的胃右动脉组成。此外，在胃底部还有源于脾动脉的胃短动脉和源于腹腔动脉或胃左动脉的左膈下动脉供应。除了上述动脉外，胰十二指肠前上动脉、胰十二指肠后上动脉、十二指肠上动脉、胰背动脉、胰横动脉等也参与了胃的血液供应。胃大弯、胃小弯侧的这些动脉在胃壁上发出许多小分支进入肌层，然后由这些小分支派生出众多血管并互相吻合成网。胃的静脉与各同名动脉伴行，最终均汇入门静脉系统，其中胃左静脉即胃冠状静脉，汇入门静脉。胃右静脉途中收纳幽门前静脉，位于幽门与十二指肠交界处前面上行进入门静脉。胃网膜左静脉注入脾静脉。胃网膜右静脉注入肠系膜上静脉。胃短静脉经胃脾韧带入脾静脉。胃后静脉经胃膈韧带，注入脾静脉。

（李嘉临）

3. 胃的淋巴是如何引流的

胃的淋巴管丰富，各层毛细淋巴管网互相吻合后汇入沿胃大弯和胃小弯排列的淋巴结群，最后汇入腹腔淋巴结。胃的局部淋巴结主要包括以下5群，包括：①胃左、右淋巴结；②胃网膜左、右淋巴结；③幽门淋巴结；④贲门淋巴结；⑤脾淋巴结。

胃的淋巴回流虽有一定方向，但因胃壁内淋巴管相互连结成网，所以几乎任何一处的胃癌，都可侵及各局部淋巴结。此外，胃的淋巴管亦与邻近器官的淋巴管有连结，因此胃癌易向周边器官转移。

（李嘉临）

4. 胃的主要功能有哪些

胃的最主要功能为消化食物，通过胃液消化、机械挤压，使食物成为糜状，胃对食物的加工使食物进入肠道后更易于消化吸收。此外，胃可以分泌很多重要的物质，如内因子、胃酸、胃蛋白酶等。内因子可以与造血必需的原料——维生素 B_{12} 结合，进而帮助人体吸收维生素 B_{12}，内因子缺乏可能导致巨幼红细胞性贫血。胃酸可以激活胃蛋白酶的活性，从而消化蛋白类食物，胃酸还能帮助身体吸收铁元素，有助于造血。除了消化作用，胃还有一定的吸收能力，可以吸收部分水和酒精。同时，胃作为消化道的重要部分，还起着通道作用，将进入食管的食物排入十二指肠。

（李嘉临）

5. 慢性非萎缩性胃炎和慢性萎缩性胃炎分别是什么

慢性胃炎是临床中最常见的胃部疾病之一，常常缺乏特异性症状，患者可以有不同程度的上腹痛、反酸、嗳气、食欲减退、餐后饱胀等。慢性胃炎常见病因包括幽门螺杆菌感染、药物刺激、胆汁反流、自身免疫、刺激性食物、气候变化、饮食不规律和情绪等因素。该病的确诊主要依靠胃镜检查，结合胃黏膜在胃镜下的大体观以及胃镜下钳取的胃黏膜组织的病理结果，对慢性胃炎进行诊断。慢性胃炎可分为慢性非萎缩性胃炎和慢性萎缩性胃炎两大基本类型，前者以胃黏膜炎性反应为主，后者以胃黏膜萎缩为主。慢性非萎缩性胃炎是最常见的慢性胃炎类型，主要分为浅表性胃炎和糜烂性胃炎。对于慢性非萎缩性胃炎，主要以对症治疗为主，根据病情可以使用胃黏膜保护类、促胃动力类药物缓解症状，其次应当戒烟忌酒、慎用药物、注意饮食、调整情绪等。对于慢性萎缩性胃炎，在非萎缩性胃炎治疗方式的基础上，如若存在幽门螺杆菌感染，还应使用抗生素联合抑酸药物根除幽门螺杆菌，避免疾病进展。由于慢性萎缩性胃炎存在恶变风险，因此需要定期随访复查，以免耽误病情。

（李嘉临）

6. 慢性萎缩性胃炎会癌变吗，如何治疗

慢性萎缩性胃炎是一类以胃黏膜固有腺体萎缩伴肠上皮化生为特征的慢性胃炎，具有一定的演化发展过程，动物实验与临床观察表明，胃炎演变为胃癌的过程沿着慢性胃炎、慢性萎缩性胃炎、肠上皮化生、上皮内瘤变、胃癌的路线发展。因此慢性萎缩性胃炎也被称为癌前病变。萎缩性胃炎有癌变可能，但并非所有的萎缩性胃炎都会转变为胃癌。慢性萎缩性胃炎转变为胃癌的概率很低。不同情况下，慢性萎缩性胃炎的癌变风险也不同，中重度萎缩和全胃萎缩的癌变风险更大。另外，萎缩性胃炎进展为胃癌也要经历肠上皮化生和上皮内瘤变等过程。当然，积极而适当的治疗可以减慢慢性萎缩性胃炎的发展，也有部分研究认为，轻度慢性萎缩性胃炎经过治疗可以获得好转。

慢性萎缩性胃炎治疗，主要从如下几个方面入手。首先要改变不良的生活习惯，戒除烟、酒、浓茶、咖啡等嗜好。慎用或不用阿司匹林、泼尼松、吲哚美辛、去痛片等损害胃黏膜的药物。饮食应当规律，少吃腌制及刺激性食物。其次，如果患者合并幽门螺杆菌感染则应当积极根除幽门螺杆菌，养成良好生活习惯，饭前便后认真洗手，家庭成员间倡导使用公筷或采用分餐制，避免反复感染幽门螺杆菌。如果患者合并消化系统症状，可予以对症药物治疗，如胃黏膜保护剂、维生素等。

（王安强）

7. 什么是消化性溃疡

消化性溃疡又称为消化性溃疡病，是指消化道黏膜在各种因素的作用下，被胃酸及胃蛋白酶等物质腐蚀消化造成溃疡。消化性溃疡除了多见于胃及十二指肠外，也可发生在食管下段、胃-空肠吻合口附近，以及含有胃黏膜的 Meckel 憩室内。由于胃和十二指肠溃疡最常见，所以一般所说的消化性溃疡是指胃和十二指肠溃疡。消化性溃疡是一种常见的胃肠道疾病，也是全球性的多发病。大约有 10% 的人一生中发生过消化性溃疡，其中男性更为多见。消化性溃疡可发

生于不同年龄层，主要集中在 20 到 50 岁之间，十二指肠溃疡好发于中青年，而胃溃疡发病年龄则较迟，多发于中年。在症状上，消化性溃疡和胃炎表现比较相似，两病易于混淆，都可以存在腹痛、嗳气、腹胀、食欲减退、恶心、呕吐乃至呕血、黑便等症状。但消化性溃疡和胃炎的发病机制不同，消化性溃疡范围较小，为局灶性，但是对黏膜的损伤深达黏膜肌层，进一步发展可贯穿肌层，甚至浆膜层。而胃炎病变范围较广，呈弥漫性，但主要表现为黏膜的炎性改变。两者鉴别往往需要借助胃镜等检查手段。

（李嘉临）

8. 哪些人容易发生消化性溃疡

存在相关易感因素的人群容易发生消化性溃疡，常见的易感因素包括幽门螺杆菌感染以及服用非甾体抗炎药（NSAIDs）。据研究统计，在胃溃疡和十二指肠溃疡患者中，幽门螺杆菌感染的阳性率可达 8%~10%。幽门螺杆菌感染被认为是消化性溃疡最主要的原因之一，该菌导致胃溃疡的机制尚未完全明确，推测与感染削弱胃壁的自我保护能力有关。此外，长期服用非甾体抗炎药（NSAIDs）如阿司匹林、吲哚美辛、保泰松、布洛芬、普奈生等，可能诱发消化性溃疡，因为非甾体抗炎药会抑制环氧化酶，这种酶与维生素 E 的合成有关，维生素 E 分泌不足，则胃黏膜的自我保护和修复能力都会下降，最终导致溃疡发生。

除了幽门螺杆菌感染以及服用非甾体抗炎药，吸烟也是消化性溃疡的易感因素，吸烟可引起胃部血管收缩，削弱胃黏膜的自我保护作用，破坏胃黏膜屏障。研究发现，吸烟与溃疡病的患病率、复发率及死亡率等均有密切关系。

此外，创伤应激以及焦虑、忧伤、怨恨、紧张等不良情绪可影响迷走神经功能，进而影响胃十二指肠的分泌、运动和黏膜血流的调控，使黏膜自我保护能力降低，诱发溃疡。

饮食习惯与消化性溃疡的发生也有一定关系。浓茶、咖啡、酒类等可以刺激胃酸分泌，摄入后易产生消化不良症状。虽然目前尚无证据表明长期摄入上述饮品会增加消化性溃疡的发生风险，但对于已经患有消化性溃疡的人群，还是建议控制或戒除浓茶、咖啡以及酒类的摄入。

消化性溃疡的发生具有一定的遗传因素，胃和十二指肠溃疡患者的近亲发病率较普通人高 3 倍左右。此外，一些少见的致病因子，如慢性肺部疾病、慢性肾功能不全、白塞综合征、胃泌素瘤、克罗恩病及肝硬化等也可能诱发消化性溃疡。

（冯梦宇）

9. 消化性溃疡的症状有哪些

慢性上腹疼痛是消化性溃疡最主要的症状，疼痛部位多见于中上腹部，可偏左或偏右。胃溃疡疼痛位置比十二指肠溃疡高，可位于剑突下偏左，十二指肠溃疡疼痛则多位于右上腹或脐的右侧，有时疼痛可扩散至背部。由于内脏的痛觉定位较不灵敏，有时两者皆以上腹中央疼痛为表现。胃溃疡腹痛多发生在进食后半小时至 1 小时，为进食后腹痛，空腹不痛，呈"进食 - 腹痛 - 缓解"的规律。十二指肠溃疡腹痛多出现于餐后 3~4 小时，属于饥饿痛，通常在进食后可缓解。胃溃疡无季节性发病倾向，而十二指肠溃疡有季节性发病倾向，好发于春秋两季，夏季一般不发生腹痛，并且疼痛严重程度不一，多可忍受，呈隐痛、钝痛、胀痛、烧灼样痛或饥饿样痛等。手拳按压腹部疼痛部位或呕吐后，疼痛症状可减轻。并非所有的消化性溃疡患者都存在上腹痛症状，约 30% 的患者并无腹痛表现。此外，胃炎、胆囊炎、胃癌等都有可能出现类似的疼痛，因此腹痛对消化性溃疡的诊断还是缺乏足够的敏感性和特异性，也就是说"腹痛不一定存在消化性溃疡，而溃疡也不一定就会腹痛"。

除腹痛外，反酸、嗳气、胃灼热、呕吐、食欲下降等症状也可存在。若溃疡侵犯血管，可能导致消化道大量出血，出现呕血或黑便，严重时可发生失血性休克。

（李阳）

10. 消化性溃疡会发展成为癌症吗

消化性溃疡发病率较高，是比较常见的消化系统疾病，但其发生恶变的概率较低，其中十二指肠溃疡基本不会发生恶变，而胃溃疡的恶变率约为 5%。在临床表现方面，早中期胃癌与胃溃疡的症状相似，因此胃溃疡患者应该多关注自身症状变化，如发生以下情况则应警惕胃溃疡发生癌变：

（1）疼痛的规律和性质发生改变：消化性溃疡往往表现为规律的疼痛，一旦疼痛的时间、程度以及规律较前改变，则应警惕胃癌。

（2）黑便：消化性溃疡患者如果近期没有食用血制品、口服铁剂，但是发现大便变黑或大便潜血检测持续为阳性，则要警惕胃癌的发生。

（3）消瘦：如果消化性溃疡患者在短期内出现消瘦、乏力或发生恶心、呕吐、食欲减退等症状时，则应警惕癌变。

（4）出现腹部包块：如果胃溃疡患者上腹部出现固定的包块，体积逐渐变大、按压有疼痛，则很有可能发生了癌变。

一旦出现上述征象，患者应当立刻去医院就诊，以免耽误病情。

（李嘉临）

11. 什么是反酸

反酸是指胃内容物经食管反流达口咽部，患者可以感到口腔内出现酸性物质。多由贲门功能不全和胃功能障碍逆蠕动致酸性胃液反流至口腔所致。近端胃切除术后的患者因贲门缺失易发生反酸现象。反酸所致的症状可有胃灼热、吞咽痛、吞咽困难、胸骨后疼痛等。

饮食不当，如进食过甜、过咸、过辣、过酸、过冷、过烫的食物可刺激胃酸分泌增加，导致生理性反酸。另外，精神性因素，如精神紧张、疲劳、情绪不佳时，自主神经功能紊乱，也可能促使胃酸分泌增多，进而出现反酸。当反酸症状频繁出现，或伴随其他症状时，就可能是一种病理情况，即"胃食管反流"。胃食管反流可以由许多原因引起，如食管下端括约肌功能障碍、胃排空障碍以及食管本身蠕动功能下降等，此外，如果胃的一部分异常地突入胸腔，形成裂孔疝，导致人体天然的抗反流屏障遭受破坏，也可导致胃食管反流。

胃食管反流病是由胃和十二指肠内容物反流至食管所引起的，长期存在反流症状能对食管黏膜造成损害，严重者可形成反流性食管炎、食管溃疡或食管狭窄乃至癌变。当反流物进入呼吸道时，还可导致吸入性肺炎、哮喘等疾病。

（杨合利）

12. 什么是胃灼热

胃灼热，俗称"烧心"，是指胸骨后或剑突下出现的一种烧灼或发热的感觉，严重时呈烧灼样疼痛感并伴有胃内容物反流达口咽部的症状。胃灼热常由胃食管反流引起，多见于反流性食管炎，亦可见于幽门不全梗阻、消化性溃疡等疾病。

进食过快或过多是多数人产生胃灼热症状的主要原因。此外，一些人在进食某些特定的食物（如酒、甜食等）后会产生胃灼热症状，这是由于这些食物会使食管下括约肌松弛或胃酸分泌增多，进而出现胃灼热症状。胃灼热与食管下括约肌的功能失调有关。食管下括约肌是食管与胃连接部的"阀门"，其正常的张力在防止胃食管反流中起重要作用。如果食管下括约肌张力低，或在没有吞咽时频频自发松弛，就会使胃酸反流引起胃灼热，此外，因胃部肿瘤行全胃切除或近端胃切除后，食管胃结合部的抗反流功能消失，也会导致患者出现反酸、胃灼热的症状。部分胃癌患者存在上消化道梗阻症状，胃内滞留消化液和残食不能及时排空，胃内压增高，也增加了食管胃反流的现象。

胃灼热症状常在进食过多、平卧位或身体前屈时出现或加重，并常伴有酸味的液体反流到咽部或口腔。若消化液长期反复地刺激食管黏膜会引起食管的慢性损伤，引发食管炎，严重时可能导致食管癌变。因此，出现胃灼热症状应积极就诊处理。

（吴晓江）

13. 什么是呃逆

呃逆即打嗝，是每个人都体验过的生理现象。呃逆是由膈肌痉挛引起收缩运动所致，可发于单侧或双侧的膈肌。呃逆时，气体随着膈肌痉挛从胃中上逆，喉间发出急而短促的声音。横膈膜是分隔胸腔和腹腔的一整块肌肉，随着它每次平稳地收缩，人体的肺部便吸入一口气。膈肌的收缩由大脑的呼吸中枢控制，可以完全自主运作，因此我们不需要时常记着怎样呼吸，也可自主进行呼吸运动。呃逆时，横膈肌不由自主地收缩，空气被迅速吸进肺内，两条声带之中的裂隙骤然收窄，因而引起打嗝的声响。正常人发生生理性呃逆，通常与饮食有关，进食过热、过冷、过多、过快均有可能刺激产生呃逆，生理性呃逆通常可以自行停止。此外，疾病状态下也可能发生呃逆，如胃扩张、胃炎、食管扩张、胃手术后、膈下感染、膈下肿瘤、心肌梗死、腹腔出血、脑血管病、脑肿瘤、尿毒症、肝硬化晚期、低血钠症等。

停止呃逆的方法包括：

（1）呼吸调节法：嘱患者集中注意力，缓缓吸气至膈肌下降到最大限度，憋气数秒钟，然后缓慢、匀速吐气。过程中应尽量控制，不要中断呼吸运动。可经鼻吸入硝酸甘油或氯仿。

（2）转移注意力法：向患者提出或讲述使其吃惊的问题或事情，使之凝神于某一问题上，有时可中止呃逆。

（3）解除病因：如患者的呃逆继发于膈下感染、膈下肿瘤、腹腔出血等原因，那么治疗原发病可以解除患者的呃逆症状。

（何流）

14. 什么是黑便

正常大便的颜色为黄褐色，当排出的粪便呈黑色，则表明出现了黑便。很多患者因出现黑便而惊慌地跑到门诊求助。实际上，黑便可以分为生理性黑便和病理性黑便，生理性黑便主要由饮食引起，是一种正常的人体现象。出现黑便后可以首先回忆一下近期的饮食状况，是否曾食用血制品，如鸡、鸭、猪血，是否曾进食菠菜、动物肝脏、补血药物等，上述食品或药物都有可能造成生理性黑便，通常在停止食用后黑便即可逐渐消失。这类生理性的黑便不代表出现了疾病，也无须进行处理。如果近期并未进食可以造成生理性黑便的食物，那就要警惕是否出现了消化道疾病。上消化道发生出血后可以导致患者排黑色粪便，也就是病理性黑便。上消化道出血包括食管、胃、十二指肠、胆道及胰腺的出血，上消化道出血后，血液在消化液的作用下最终在粪便中呈现黑色，如果出血速度过多、过快还可能出现呕血、排鲜血便等。

总之，大便的颜色发生变化时，既不应过度焦虑，也不能麻痹大意，而是应该首先回忆近期的饮食情况，必要时及时到医院进行相关的咨询和检查。

（苏昊）

15. 哪些疾病与黑便有关

导致上消化道出血进一步产生黑便的疾病主要包括两方面，最常见的是消化道本身的疾病，包括：肝硬化导致的食管和/或胃底静脉曲张、静脉破裂出血；胃、肠道溃疡导致的上消化道黏膜出血；胃炎导致的胃黏膜出血；胃、肠道息肉出血；胃、肠道肿瘤破裂出血。需要注意的是，大便干燥、痔疮可能导致患者排鲜血便，血液附着在粪便表面，与黑便有明显不同。

除了消化道本身的疾病，其他疾病导致患者凝血功能障碍，进而发生消化道出血也可以表现为黑便，这些疾病包括：血液系统疾病、维生素缺乏症、中毒、抗凝药导致的出血倾向等。

（张霁）

16. 常见的胃肿瘤性疾病有哪些

胃的肿瘤性疾病包括良性和恶性两大类。其中，常见的胃部良性肿瘤为胃息肉，恶性肿瘤主要包括胃癌、胃间质瘤、胃淋巴瘤。

（张一楠）

17. 胃癌在全球的流行情况如何

根据世界卫生组织（WHO）在 2012 年公布的统计数据，全球胃癌新发病例数接近 100 万/年，是全球第五大恶性肿瘤。此外，胃癌患者的死亡率高，在所有因癌症而死亡的病例中排第 3 位。胃癌的发病与种族和地理位置相关，西方国家胃癌发病率低于东亚地区，其中美国胃癌的发病率最低。大部分西方国家每 10 万人中有 10~15 例胃癌，而东亚地区的这一数据为每 10 万人 80 例。日本、中国、韩国的胃癌患者数量约占全球胃癌数量的 70%。我国是胃癌高发国家，最新的统计结果显示，全球接近一半的胃癌新发及死亡病例出现在中国，并且中国的胃癌发病率在所有恶性肿瘤中居于第 2 位，高于世界的平均水平。

胃癌的早期发现、早期诊断、早期治疗是降低死亡率并提高生存率的主要策略。同为胃癌高发国家，日本及韩国的胃癌患者 5 年生存率分别为 65%、72%，远高于我国的 27%。这与日本及韩国实施了较为成熟完善的全民胃癌早期筛查体系有很大的关系。目前我国也在积极推动早期胃癌的筛查工作，相信这将显著提高国民生活质量，减轻患者的经济及心理负担。

（范彪）

18. 幽门螺杆菌感染可以诱发胃癌吗

幽门螺杆菌是一种螺旋形、微厌氧、对生长条件要求十分苛刻的革兰氏阴性螺状杆菌。1982 年首次在体外培养成功。幽门螺杆菌的发现者巴里·马歇尔（Barry Marshall）和罗宾·沃伦（Robin Warren）由此荣获 2005 年诺贝尔生理学或医学奖。研究显示，约 10% 的幽门螺杆菌感染者患有胃部疾病，其他感染者可无明显症状，5/ 万的感染者可能最终罹患胃癌。很多研究证实，幽门螺杆菌感染是罹患胃癌的重要危险因素。1994 年，国际癌症研究中心将幽门螺杆菌定为Ⅰ类致癌物。另有多项研究发现，根除幽门螺杆菌感染可以降低胃癌风险。在一项 6 年的干预试验中，发现采用三联疗法根除幽门螺杆菌感染能有效地逆转胃癌的癌前病变。另一项在荷兰进行的研究发现，对胃食管反流患者进行抗幽门螺杆菌治疗并根除幽门螺杆菌感染能有效地减轻胃窦的炎性反应、逆转

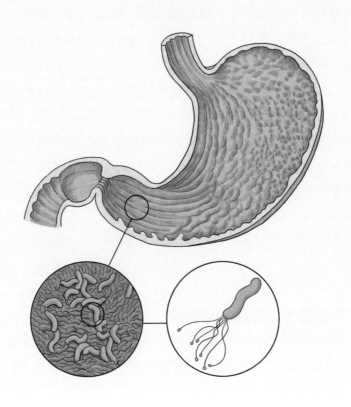

胃黏膜的萎缩，但抗幽门螺杆菌治疗无法逆转胃黏膜的肠上皮化生。在我国山东省临朐县胃癌高发区开展的随机干预研究显示，根治幽门螺杆菌能够降低胃部癌前病变和胃癌的发病率。

（李科）

19. 幽门螺杆菌可以传染吗

幽门螺杆菌是一种可以在人群中互相传染的微生物，主要通过粪 - 口途径、口 - 口途径、胃 - 口途径传播。流行病学的研究结果提示，幽门螺杆菌在人群中的感染率与社会经济情况、家庭卫生环境、教育水平以及个人卫生习惯有很大的关系，家庭卫生较差、教育水平较低或者个人饮食卫生习惯较差的地区，会有较高的胃幽门螺杆菌感染率。在我国成年人中，幽门螺杆菌的感染率可达 40%~60%，在老年人中感染率更可高达 78.9%，如果没有经过规范地治疗，患者几乎终身处于感染状态。

幽门螺杆菌可以存在于粪便中，若不小心摄入了被幽门螺杆菌污染的食物或水源，则有可能发生感染。日常生活中应养成便后洗手的习惯、避免食用未经清洁的生食，必要时可通过加热杀灭幽门螺杆菌。此外，幽门螺杆菌能随着消化液反流回口腔，因此唾液中也存在幽门螺杆菌。在我国，由于存在集体用餐的生活习惯，幽门螺杆菌可以通过唾液在家庭成员之间传播，只要一名家庭成员感染幽门螺杆菌，那么其他成员的传染概率也会大大增加。在聚餐或家庭就餐时，应避免互相夹菜，提倡分餐制或者使用公筷，养成良好的进餐习惯。用餐完毕后，餐具应当充分清洗并加热或消毒，这样才能有效阻断幽门螺杆菌的传播。另外，需要阻止家中老人口对口喂小孩食物。

一旦确诊幽门螺杆菌感染，应当以家庭为单位，全家进行幽门螺杆菌感染的筛查和治疗。

（李鑫）

20. 吸烟是胃癌的致病因素吗

胃癌是多因素作用，多基因参与，多阶段发展的疾病，是环境和遗传因素共同作用的结果，从慢性萎缩性胃炎、肠化生到上皮内瘤变，最终进展为胃癌。在各种胃癌的致癌因素中，吸烟发挥着重要作用。1983 年，在我国山东省临朐县胃癌高发区开展的病例对照研究发现，吸烟可明显增加胃癌的发病风险，男性每天吸 1 包烟可使胃癌的发病风险增加 50%。另一项前瞻性研究发现，吸烟与胃癌的癌前病变的发生密切相关，如果每天吸 1 包烟以上，患胃黏膜异型增生的危险性增加 1 倍多，患肠上皮化生的危险性也明显增加，吸烟是癌前病变进展到胃癌的危险因素。此外，吸烟量越大、吸烟时间越长，发生胃癌的风险也就越大。烟草散发的烟雾和焦油中含有多环芳烃、亚硝基化合物、环氧化物、尼古丁等多种致癌物，这些致癌物进入呼吸系统后会进一步被吸收入血，会对胃在内的全身各处组织器官造成损伤。除了经肺部吸收入血，致癌物还可以随着唾液进入胃部，直接刺激、损伤胃黏膜，引起黏膜下血管收缩、痉挛，胃黏膜出现缺血、缺氧症状。长此以往引起胃癌。如果自身不吸烟，但长期处于吸烟环境，被动吸入大量二手烟，则危害同样很大。因此为了自身以及周围人的健康，应尽早戒烟，并且远离二手烟的危害。

（宗祥龙）

21. 含氮亚硝基化合物是胃癌的危险因素吗

目前尚无直接证据表明含氮亚硝基化合物会导致人类胃癌。但是多项动物实验表明含氮亚硝基化合物可以诱发实验动物发生各种肿瘤，其中包括胃癌。

天然的含氮亚硝基化合物是极微量的，主要产生自人体消化亚硝基化合物前体物的过程。自然界存在大量的亚硝基化合物前体物，如硝酸盐、食物中的二级胺和三级胺。这些物质在人们的日常饮食中广泛存在，如精制肉类、熏鱼、腌制食物、啤酒等。这类前体物可在胃内的酸性环境下转化为含氮亚硝基化合物。当胃黏膜病变发生胃腺体萎缩、壁细胞减少时，胃内细菌可加速硝酸盐还原为亚硝酸盐并催化亚硝化反应，生成较多的亚硝基化合物。国际癌症研究中心调查了现有关于精制肉类高摄入与不同癌症发病的关联性的研究，认为胃癌与精制肉类的摄入正相关，含氮亚硝基化合物前体物的摄入可能是其中的因素之一。

（贾子豫）

22. 高盐饮食是胃癌的危险因素吗

长期大量食用高盐食物可能与胃癌的发生相关。高浓度的盐可以破坏胃黏膜的保护作用，使致癌物质接触胃黏膜上皮，诱发胃癌。全球多项研究均发现高盐食物与胃癌的相关性。动物实验发现高盐饮食可以诱发小鼠胃黏膜炎症发生，并增加致癌物的致癌效率。最近数十年胃癌发病率的下降可能与冰箱的普及有关，人们不再像以前一样需要通过食盐腌制的方法保存食物。

（王安强）

23. 超重是胃癌的危险因素吗

超重也和胃癌相关。一项荟萃分析表明，体重指数大于等于 $25kg/m^2$ 与胃癌风险的增加相关。在亚洲以外的人群中，超重与贲门癌和胃癌的发生相关。

（冯梦宇）

24. EB 病毒感染是胃癌的危险因素吗

全球约有 10% 的胃癌与 EB 病毒有关。最近，肿瘤基因图谱（TCGA）建议将胃癌分为 EB 病毒阳性型、微卫星不稳定型、基因组稳定型和染色体不稳定型 4 种类型。EB 病毒感染相关的胃癌有如下特点：病变更常见于胃的近端、男性较多、淋巴管侵犯、病理分期较低、组织学常呈现弥漫型。有研究表明，EB 病毒阳性的胃癌患者总体生存率高于其他类型。

（李阳）

25. 多吃瓜果蔬菜可以降低罹患胃癌的风险吗

研究发现，摄入蔬菜、水果与胃癌的发生负相关，这可能与瓜果蔬菜富含维生素 C 和 β- 胡萝卜素有关。对我国胃癌高发地区人群的调查显示，胃癌患者饮食中维生素，特别是维生素 C 和 β- 胡萝卜素明显缺乏。此外，对胃黏膜肠上皮化生及胃黏膜上皮内瘤变患者的比较研究发现，病变程度较重的

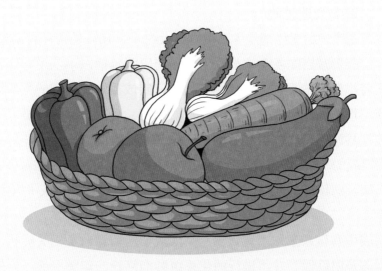

患者，相应血清中维生素 C 以及 β- 胡萝卜素的水平低于病变程度较轻的患者。瓜果蔬菜中富含的维生素 C 能在胃中抑制含氮亚硝基化合物的合成，而 β- 胡萝卜素具有抗氧化能力，可以在小肠转化成维生素 A，进而维持细胞生长和分化。这两类维生素可能通过阻断致癌和增加细胞修复能力达到降低胃癌风险的效果。

（李嘉临）

26. 胃癌的个体危险因素有哪些

胃癌的个体危险因素包括特定血型和基因改变。

研究发现，胃癌患者中 A 型血的比例高于其他血型。同样，A 型血人群患有胃黏膜肠上皮化生和上皮内瘤变的比例高于其他血型，相对危险度分别高 30% 和 40%。此外，有胃癌家族史的个体若为 A 型血，则胃癌的相对危险度会升高。

特定基因改变也是胃癌的危险因素。研究发现，*CDH1* 基因的种系突变为遗传性弥漫性胃癌的病因，此外 *CDH1* 基因的表观遗传学改变同样与胃癌的发生相关。

（杨合利）

27. 胃癌会遗传吗

绝大多数胃癌都是零星散发，大约 5%~10% 的胃癌有家族聚集倾向。

一个家族中多个成员发生胃癌的原因包括以下三个方面：首先可能仅仅由于巧合出现多成员罹患胃癌；其次，家族成员处于同样的生活场景，具有相似的生活习惯，因此可能共享胃癌的危险因素；再次，家庭成员之间可能存在共同的遗传性易感因素。值得注意的是，家庭成员之间遗传的并非胃癌本身，而是易于发生胃癌的基因。约 3%~5% 的胃癌来自遗传性胃癌易感综合征，包括家族性腺瘤息肉病、幼年性息肉综合征、遗传性弥漫型胃癌、波伊茨-耶格综合征、林奇综合征等。

如果家族中有直系亲属患有胃癌，其他成员应留意自身相关症状、体征，如果出现异常需及时就医，并将进行消化系统肿瘤筛查的年龄提前。另外可通过基因检测明确是否存在遗传性胃癌易感综合征，部分类型可进行预防性全胃切除术。

（吴晓江）

28. 什么是早期胃癌

1962 年日本胃肠内镜学会提出早期胃癌的概念，目前早期胃癌定义为癌组织限于胃黏膜层及黏膜下层，不论其范围大小和有无淋巴结转移。早期胃癌的发展过程以及预后与进展期胃癌差别较大。研究表明，早期胃癌总的 5 年生存率在 90% 左右，其中黏膜内癌的 5 年生存率为 98%，黏膜下癌为 88.7%。

（何流）

29. 什么是进展期胃癌

进展期胃癌指胃癌组织已侵入胃壁肌层、浆膜层，不论病灶大小或有无淋巴结转移和远处转移。根据癌灶在肉眼下的形态，进展期胃癌可以分为息肉型或蕈伞型、溃疡型、溃疡浸润型和弥漫浸润型。进展期胃癌的预后情况与胃癌的病理分期、病理组织类型、生物学行为以及治疗措施相关。总体来说，分期早比分期晚的预后要好。在进展期胃癌中，Ⅰb 期 5 年生存率可达到 85% 左右，Ⅱ期为 65%~68%，Ⅲ期为 31%~43%，而Ⅳ期仅为 11% 左右。但由

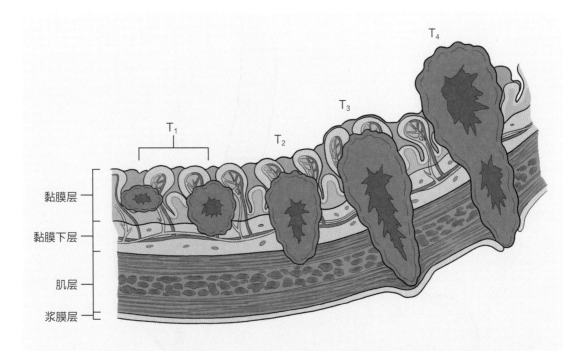

于癌症预后受很多因素的影响，所以胃癌的生存率数据只能表达一种概况，每个患者个体的情况不同，结果也各不相同。总之，胃癌的病变由小到大、由浅到深、从无转移到有转移是渐进性过程，早期、进展期乃至晚期各阶段之间其实并无明显界限，我们还是应当尽早筛查、尽早诊断，争取在疾病的早期对病变进行有效的干预，改善预后。

（苏昊）

30. 什么是食管胃交界部癌

食管胃交界部癌是指发生于食管胃交界部上下 5cm 内的癌，国内既往统称为贲门癌。1998 年，Siewert 和 Stein 创立了 Siewert 分型系统，该分型系统以解剖贲门为标志将食管胃交界部癌分为三种类型：①肿瘤中心位于食管胃结合部近端 1~5cm 之间者称为 Siewert Ⅰ型，为食管下段腺癌；②肿瘤中心位于食管胃交界部近端 1cm 与远端 2cm 之间者称为 Siewert Ⅱ型，为真正意义上的贲门癌；③肿瘤中心位于食管胃交界部远端 2~5cm 之间者称为 Siewert Ⅲ型，为贲门下癌。

根据美国癌症联合委员会（AJCC）TNM 分期系统，若肿瘤累及食管胃交

胃 癌

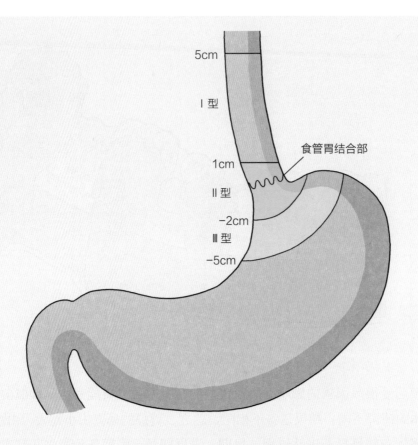

界部，肿瘤中心在食管胃交界部食管侧者或在胃侧 2cm 之内者（Siewert 分型Ⅰ型和Ⅱ型），按食管癌分期；肿瘤中心在近端胃 2cm 之外（Siewert 分型Ⅲ型）按胃癌分期。肿瘤中心虽在近端胃 2cm 之内但未累及食管胃交界部者，按胃癌分期。Siewert Ⅰ型和Ⅱ型应按照食管癌进行分期，Siewert Ⅲ型应按照胃癌进行分期。Siewert Ⅰ型生物学行为和淋巴结转移方式更接近于食管癌，因此治疗方式参考食管癌。Siewert Ⅱ型和Ⅲ型生物学行为和淋巴结转移方式更接近于胃癌，因此在治疗上与胃癌有很多相似之处。

（张霁）

31. 什么是残胃癌

残胃癌是指胃术后残胃出现的新发癌。其中规定良性疾病行胃切除手术后 5 年以上以及胃癌行胃切除术后 10 年以上，残胃上新发的癌性病变称为残胃癌。

· 18 ·

良性疾病手术后发生的残胃癌主要与消化液反流导致的长期慢性刺激有关，在吻合口部位发生残胃癌的概率最高，良性溃疡患者术后发生残胃癌的平均时间间隔为22~34.6年。

胃癌术后发生的残胃癌通常与萎缩性胃炎以及肠上皮化生等因素的持续存在有关。胃癌术后发生的残胃癌一般不在吻合口附近，且发生时间显著短于良性溃疡术后发生的残胃癌。

残胃癌一旦确诊应尽早处理，对于不能手术切除的残胃癌，可参考胃癌的治疗方法，包括全身化学治疗及局部治疗等，可提高生活质量及延长生存期。

（张一楠）

32. 什么是皮革胃

皮革胃又称革囊胃，是由横向浸润生长的胃癌导致的一种胃部病态结构变化。因其特征之一为胃壁变厚、僵硬，外观类似皮革囊而得名。皮革胃是进展期胃癌的一种类型，具有特殊的生物学特性。皮革胃发病隐匿，不向胃腔内突出生长，而是向黏膜下层、基层浸润，最终使胃腔缩小，胃壁层变厚、变硬。皮革胃在内镜下所见胃黏膜改变常不典型，有的呈胃炎样改变，黏膜表面光滑或伴不同程度的充血、出血、糜烂；有的表现为结节或颗粒样改变，伴浅表溃疡或糜烂等；有的以隆起浸润病变为主，胃黏膜呈高低不平的隆起性改变。由于皮革胃呈浸润性生长，胃腔内病灶常不明显，所以胃镜常不能及时发现病灶，很容易造成误诊和漏诊。皮革胃的细胞学病理类型常为未分化癌、低分化腺癌、印戒细胞癌等恶性程度较高的种类，预后很差。为了提高皮革胃的检出率，可进行超声内镜检查，该检查能清楚地显示胃壁分层结构的破坏情况、肿瘤组织侵犯范围、胃腔的缩小及僵硬，对皮革胃的诊断具有特殊价值。此外，CT、X线钡餐造影、色素内镜等检查也可用于皮革胃的综合评估。当高度怀疑皮革胃，但内镜下又无法取得活组织病理时，应尽早剖腹探查，争取早诊断，早治疗，延长患者的生存时间。

（范彪）

33. 什么是胃间质瘤

按照世界卫生组织肿瘤分类，胃部肿瘤分为上皮性肿瘤和非上皮性肿瘤。我们常说的"胃癌"为上皮性肿瘤，也是最主要的胃部肿瘤类型，而胃间质瘤不同于"胃癌"，其起源于胃黏膜下，属于非上皮性肿瘤。胃间质瘤镶嵌在胃壁内，黏膜层通常是完好的，只有肿瘤体积过大导致黏膜层受到压迫后，才可能继发胃黏膜溃疡等改变。体积较小的胃间质瘤往往无明显症状，多在影像学检查、内镜检查或术中偶然发现，随着瘤体的增大，患者可以出现腹痛、腹胀、腹部包块和消化道出血等非特异性症状。检查方面，该病主要通过CT、超声胃镜以及磁共振检查进行评估，确诊则依靠病理检查。由于电子胃镜主要通过摄像头"看"胃黏膜的病变，所以往往无法灵敏地发现隐匿在黏膜下的胃间质瘤。

由于活检操作可能导致肿瘤破碎、转移，因此不建议常规对胃间质瘤进行活检，对于局限性、可切除的胃间质瘤，原则上应直接进行手术完整切除。对于无法切除或估计难以切净的病变，才考虑先行活检确诊胃间质瘤，确诊后予靶向药物治疗，若病情明显缓解、肿瘤缩小达到可切除标准，应当尽快手术切除。

胃间质瘤不是单纯按照肿瘤的良性恶性来区分的，而是根据肿瘤大小、核分裂象计数（50HPF）和肿瘤是否破裂4个参数将恶性危险度分为4级，包括：

极低危险度：直径≤2cm，核分裂象≤5个；

低危险度：直径>2~5cm，核分裂象≤5个；

中等危险度：直径≤5cm，核分裂象6~10个或直径>5~10cm，核分裂象≤5个；

高危险度：当肿瘤直径>5cm，核分裂象>5个或手术中肿瘤破裂或肿瘤直径>10cm或者核分裂象>10个。

危险度越高，则复发转移的概率越大。对于极低和低危险度的患者，建议手术后每6个月进行CT或MRI检查，持续5年。中、高危险度的患者应每3个月进行CT或MRI检查，持续3年，然后每6个月1次，直至5年，5年后每年随访1次。

（李科）

34. 什么是胃息肉，是否会癌变

胃息肉是指来源于胃黏膜上皮突起的乳头状组织，是一种胃黏膜上局限性生长的隆起性病变。很多患者得知自己长了胃息肉后往往会非常紧张，实际上胃息肉属于良性疾病，在临床上比较常见。根据组织学类型，胃息肉可以分为四类，包括：增生性息肉、胃底腺息肉、腺瘤性息肉和特殊类型息肉。其中增生性息肉最为常见。胃息肉的发生机制目前尚未完全阐明。有研究表明它的发生与胃黏膜炎性反应、遗传、长期不当使用抑酸药、烟酒嗜好以及幽门螺杆菌感染有一定关系。大多数胃息肉患者无明显症状，通常为体检偶然发现，部分患者可以表现为上腹不适感、隐痛、腹胀，少数可出现呃逆、恶心、呕吐。若合并黏膜溃疡、出血则可能呈现大便潜血试验阳性乃至黑便。位于幽门部的较大带蒂息肉可脱垂至幽门管或十二指肠，表现为幽门梗阻或发作性幽门痉挛。胃息肉的诊断通常需要借助胃镜观察以及活检病理确诊。

不同类型的胃息肉恶变潜能不同，增生性息肉一般不被认为是一种癌前病变，但是体积较大的增生性息肉有一定癌变可能，增生性息肉若大于1cm，则发生恶性肿瘤的风险增加。胃腺瘤性息肉又称隆起型上皮内瘤变，是最常见的胃肿瘤性息肉，在胃息肉中占6%~10%。据估计，8%~59%的胃腺瘤性息肉与同时性胃癌相关。发现息肉后应到正规医疗机构就诊，寻求专科医师帮助，并在医师指导下进行胃镜下检查，并根据内镜检查和活检结果进一步处置。

（季鑫）

35. 胃息肉是否需要彻底切净

胃息肉病是良性病变，进展缓慢，治疗上可供权衡的空间比较宽裕。

不同类型的胃息肉病，治疗方案也有所不同，胃腺瘤性息肉为癌前病变，一旦发现应尽早处理，彻底切净。近75%的胃息肉为增生性息肉，是最常见的胃息肉类型，绝大多数增生性息肉不会发生恶变，体积较小的病灶可予定期观察，由于增生性息肉随着体积增大癌变风险逐渐增高，因此大于0.5cm的增生性息肉应完全切除。原则上胃底腺息肉几乎没有恶变倾向，是一种很安全的息肉，经过病理确诊后无须特殊治疗，但是若胃底腺息肉直径≥1cm则应彻底切净。一般来说，胃内息肉数量不多的，都应在内镜下切除，并做病理活检。多于10枚的息肉还要进一步排查其他疾病，如家族性腺瘤病等。

（宗祥龙）

36. 胃癌的转移方式有哪些

胃癌的转移方式主要包括四种，分别为直接浸润、血行转移、淋巴转移、腹腔种植。

（1）直接浸润：随着肿瘤的增长、侵袭，肿瘤最终将穿透胃壁，与胃毗邻的器官和组织将可能被肿瘤侵犯，包括：食管、十二指肠、横结肠、肝脏、胰腺、横膈及脾脏等。

（2）血行转移：肿瘤在发展过程中会分泌许多细胞因子，刺激肿瘤局部血管增生，使得肿瘤的血流量增加。在这一过程中，肿瘤细胞可以随着血流逃逸、定植在全身各处，并在合适的时机发展壮大。胃癌最常见的转移部位为肝脏，大部分肝转移灶是癌细胞由门静脉流入肝脏的。其他常见转移部位包括肺、脑、肾上腺、骨骼等。

（3）淋巴转移：胃壁的各个层面均含有丰富的淋巴引流系统，胃癌细胞同样可以随着胃的淋巴引流系统转移到全身各处。胃癌的淋巴转移遵循一定的规律，

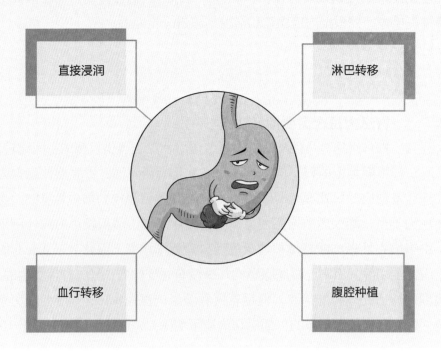

直接浸润　淋巴转移　血行转移　腹腔种植

通常由第一站淋巴结（包括：贲门右淋巴结、贲门左淋巴结、胃小弯淋巴结、胃大弯淋巴结、幽门上淋巴结、幽门下淋巴结）转移到第二站、第三站淋巴结，乃至颈部及盆腔淋巴结。

（4）腹腔种植：肿瘤增殖生长并穿透胃壁的最外层时，癌细胞可以从胃壁脱离并落入腹腔。脱落的癌细胞可以种植在腹膜和脏器的浆膜上，形成转移结节。部分定植到直肠前凹的转移瘤可以由直肠指检发现。女性患者可以有胃癌细胞定植在双侧卵巢的情况，此种卵巢转移性肿瘤称为 Krukenberg 瘤。

（贾子豫）

37. 胃癌最常见的远处淋巴结转移在哪儿

左锁骨上淋巴结是胃癌淋巴结远处转移最常见的部位，胃癌细胞可经肠干、胸导管、左颈淋巴干逆流至此处。胃癌转移至左锁骨上淋巴结可以毫无征兆，转移灶体积增大后常可在胸锁乳突肌后缘与锁骨上缘形成的夹角处触及肿大、质硬、无痛的淋巴结。不少患者是由于触及该部位肿大结节才就医、发现胃癌的。胃癌转移至左锁骨上淋巴结表明癌症已经到达晚期。当然，左锁骨上淋巴结肿大不一定就是胃癌转移，一些良性疾病如颈部皮肤发炎、牙龈炎、扁桃体发炎等都有可能引起此处肿大。胃癌患者初次就诊时应做颈部超声检查，有经验的超声科医生可以通过淋巴结在超声下的特征初步判断结节是良性还是恶性的。对于体表的淋巴结，确诊淋巴结转移最常用的方式是运用超声引导穿刺活检技术对可疑的淋巴结进行穿刺活检，对活检取得的淋巴组织进行病理检查可以明确判断是否存在胃癌转移。对于一些淋巴结较小、位置较深的患者，穿刺的难度和风险较高，此时可以行 PET/CT 检查判断左锁骨上结节的良恶性。

（王安强）

38. 什么是胃黏膜上皮内瘤变

胃黏膜上皮内瘤变是胃黏膜上皮细胞在增殖过程中发生了分化异常及过度增生。病理科医生通过显微镜观察胃黏膜上皮细胞的排列结构、细胞核形态等特征后可以做出诊断。关于胃黏膜上皮异常改变的描述和分级纷乱复杂，2000 年，国际癌症研究机构推荐统一使用上皮内瘤变描述胃黏膜上皮细胞的异常，并分为低级别上皮内瘤变和高级别上皮内瘤变。

对于低级别上皮内瘤变，目前尚无统一的处理原则。大多数学者建议对低级别上皮内瘤变密切随诊观察，无须特殊处理。随访的频率因人而异，随访的期限各地存在差别，但第一年至少每 3 个月随访一次，有学者认为可以每间隔 6 个月随访一次，若病变无进展则无须定期随访。

对于高级别上皮内瘤变，由于其与浸润性腺癌关系十分密切，因此许多学者建议一旦明确诊断最好进行病灶的手术切除，也有学者认为可以先进行密切的随访，等到明确了浸润性癌的诊断后再进行手术切除。

此外，如果患者合并幽门螺杆菌感染，那么在处置胃黏膜上皮内瘤变的同时应积极根除幽门螺杆菌感染，以降低胃黏膜病变进展的风险。

（冯梦宇）

39. 血型与胃癌有何联系

血型与胃癌存在一定关联。20 世纪 50 年代，研究者发现在胃癌患者中 A 型血人群的比例高于一般人群。此后多项研究均肯定了上述发现。东亚人群 A 型血人群的胃癌危险度比其他血型高 26%~36%。在所有血型中，O 型血人群的胃癌危险度最低。目前，血型与胃癌危险度相关性的内在机制尚未彻底阐明。

（李阳）

40. 哪些人群应警惕胃癌的发生

胃溃疡患者：胃溃疡边缘部黏膜在各种因素的长期刺激下反复破坏并再生，最终可以由胃黏膜上皮的异型增生进展为癌变。胃溃疡癌变的发生率一般不超过 5%，多见于 40 岁以上男性，一般首发于溃疡边缘，随后逐步形成癌肿浸润，包括向胃壁深层浸润及向邻近胃壁扩展，癌变只有到了晚期才侵及溃疡的基底。内镜下见溃疡边缘有环堤状隆起或基底部高于正常黏膜时应高度怀疑恶变。直径≥3cm 的胃溃疡恶变可能性较大。经积极的内科治疗无效的难治性胃溃疡也可能转化为胃癌。

胃息肉患者：胃息肉是指胃黏膜表面出现的良性上皮隆起性病变。胃息肉的发生率为 1%~ 3%，大多数出现在 60 岁以上的人群。常见的息肉病类型包括增生性息肉和腺瘤性息肉。增生性息肉出现率最高，占息肉病比例的 75%~90%，其恶变的比例较低，为 0~4%。腺瘤性息肉属于真性肿瘤，占胃息肉的 10%~25%，其恶变潜能较大，腺瘤性胃息肉病患者进展为胃癌的比例高达 15%~40%。

慢性萎缩性胃炎患者：慢性萎缩性胃炎是一种以胃黏膜固有腺体萎缩为病变特征的消化系统疾病，占慢性胃炎的 10%~20%。该病多见于中老年人，发病率随年龄增长而上升。慢性萎缩性胃炎可以由持续感染幽门螺杆菌引起，也可以由患者自体免疫攻击导致。伴有幽门螺杆菌感染，以及有胃癌家族史或来自胃癌高发区的患者，应在医生的指导下行幽门螺杆菌的根除治疗。伴有肠上皮化生及不典型增生的慢性萎缩性胃炎患者，应在医生的指导下进行定期的胃镜检查，以便及早发现可能出现的早期胃癌，尽早治疗。

残胃患者：行胃部分切除术后，残留的胃亦可发生胃癌。因良性疾病行胃切除术，术后 5 年以上残胃出现的新发癌，或因胃癌行胃切除术，术后 10 年以上残胃出现新发癌统称为残胃癌。对于胃部分切除术后的患者，应酌情监控随访，以便早期诊断。

恶性贫血患者：在恶性贫血患者中，有 10% 的患者发生胃癌，其胃癌的发生率为正常人群的 5~10 倍。

（李嘉临）

二、检查与诊断

1. **胃癌患者就诊时有哪些常见的临床症状**

大多数早期胃癌患者没有明显的临床症状。少部分患者可以表现为上腹部闷胀、钝痛、反酸等，也有人出现食欲减退、嗳气、恶心、呕吐等症状，症状可间断发生也可长期存在。由于这些临床症状也常见于其他消化系统良性病变，如慢性胃炎、胃溃疡、十二指肠溃疡等，缺乏特异性，所以常常被患者忽略。随着病情进展，肿瘤侵犯的深度加深，病灶扩大，上述症状可能表现得更加明显，出现明显的消化道症状，如食欲减退、进食后饱胀感、上腹疼痛加剧以及乏力。此外，肿瘤的部位不同，相应的症状也有一定区别，如贲门胃底癌可以导致患者出现进行性吞咽困难和胸骨后疼痛，靠近幽门部的肿瘤则可能导致患者出现严重的腹胀、呕吐等幽门梗阻症状。当肿瘤浸透浆膜并侵犯周围器官时可出现持续剧烈疼痛，少数癌性溃疡穿孔的患者也可出现腹部剧痛和腹膜刺激症状。当肿瘤表面溃疡出血时可发生黑便。若肿瘤体积过大或出现体表淋巴结转移，则可触及腹部肿块或肿大的淋巴结。当肿瘤细胞出现盆腔种植转移时，肛门指检可发现坐骨直肠窝的种植转移结节。女性患者出现卵巢种植转移时可表现为盆腔包块。

因此，当出现一些不典型的消化道症状时切不可轻视、擅自选用"胃药"治疗，当然也不应过度焦虑，认定自己得了恶性肿瘤。正确的做法是及时到正规医院就医，必要时进行相关检查来明确诊断。

（李嘉临）

2. **胃癌可能出现哪些伴癌综合征**

伴癌综合征并非癌肿侵犯、转移以及机械作用所直接引起的病症，而是指癌组织直接或间接产生了一些特殊激素、细胞因子、代谢产物等，这些物质可能影响全身各个系统，导致患者出现各种特殊的临床表现。

胃癌的伴癌症状包括：

（1）皮肤、黏膜及结缔组织：瘙痒、皮肌炎、黑棘皮病、红皮病、剥脱性皮炎、环状红斑、脂溢性角化病等。

（2）内分泌系统：甲状腺激素水平改变、雌激素升高、皮质醇增多症等。

（3）血管内皮病变：血栓性静脉炎、微血管病性溶血性贫血、膜性肾病等。

一些患者在胃癌确诊前就已产生上述伴癌综合征的临床症状。研究胃癌伴癌综合征对于胃癌早期诊断、早期治疗、提高生存率、阐明癌肿的生物学行为、评价治疗效果、推测预后等有着一定的意义。

（李嘉临）

3. 晚期胃癌有哪些表现

胃癌到达晚期后可以出现一系列症状，包括：

（1）肿瘤机械压迫产生的一系列症状，如幽门附近肿瘤引起幽门梗阻、贲门附近肿瘤侵犯食管导致咽下困难；肿瘤体积过大导致腹部饱胀感、沉重感；肿瘤侵犯邻近的胆道、肝脏、结肠等，发生黄疸、腹水、肠梗阻等。

（2）肿瘤导致的代谢障碍及身体消耗，如消瘦、贫血、水肿、发热、皮肤干燥、毛发脱落等。

（3）肿瘤破裂出血导致失血性休克；肿瘤溃疡穿孔发生急性腹膜炎，表现为剧烈腹痛、感染性休克等。

（李嘉临）

4. 胃癌的主要检查手段有哪些

目前，胃镜检查是最有效的诊断胃癌的方法，是胃癌诊断的"金标准"。

内镜医师可以通过观察病变的形状、颜色、质地、边界以及触感对病变的性质进行初步判断，条件允许时则会在胃镜下进行病变组织活检，通过病理检查明确诊断。此外，随着内镜技术的创新和发展，色素内镜、共聚焦内镜、磁控胶囊胃镜、放大内镜、内镜窄带成像术等新兴内镜技术提高了胃癌的诊断效率。

胃癌的其他诊断方法还包括：

（1）上消化道钡餐造影：钡餐造影检查安全、无创，且成本低廉，在部分地区仍为诊断胃癌的常用方法。检查常采用气钡双重造影，患者服用硫酸钡造影剂后，钡剂能附着于胃黏膜表面，利用钡在 X 线下能够显影的原理，X 线片上可显示出胃黏膜的轮廓，通过观察黏膜相和充盈相作出诊断。早期胃癌的主要改变为黏膜相异常，进展期胃癌的形态与胃癌大体分型基本一致。当怀疑患者存在消化道不全梗阻、活动性消化道出血或胃肠道穿孔时，不宜进行本检查。

（2）腹部超声：超声在胃癌的诊治中主要用来评判胃癌对邻近器官（如肝脏和胰腺）的侵犯情况，也可用于判断胃癌的淋巴结转移状况。

（3）腹盆 CT：CT 检查是一种便捷无创的影像学检查项目，利用 CT 可以探测到人体内的实性肿瘤，并且可以初步评估胃癌的淋巴结转移情况。CT 检查对胃癌的诊断和术前临床分期起着重要作用。

（4）PET/CT：PET/CT 的全称是正电子发射断层显像 /X 线计算机体层成像，可以同时提供功能代谢显像和解剖结构显像，是目前影像诊断技术中最为理想的结合。PET/CT 利用恶性肿瘤对 ^{18}F-FDG 造影剂的亲和性，判断全身各脏器与淋巴结是否存在高代谢，从而提示恶性肿瘤及其转移情况。PET/CT 对胃癌的分期和转移具有一定诊断作用，但因其价格昂贵且有一定假阳性率，通常不作为胃癌的常规诊断方法。

（5）肿瘤标志物：CEA、CA19-9、CA72-4、CA50 等是临床中常用的胃癌相关肿瘤标志物。但以上胃癌肿瘤标志物的敏感性和特异性不高，在患者中的检出率均小于 30%。肿瘤标志物可以用于判别胃癌的预后，监测肿瘤的复发、转移。

（李嘉临）

5. 胃癌的血清学筛查方式有哪些

（1）血清胃蛋白酶原（pepsinogen，PG）检测：PG 是胃蛋白酶的无活性前体，是反映胃体胃窦黏膜外分泌功能的良好指标，分为 PG Ⅰ 和 PG Ⅱ 两种亚型。当胃黏膜发生萎缩时，血清 PG Ⅰ 水平下降，PG Ⅰ 与 PG Ⅱ 的比值也可能降低。

（2）血清胃泌素 17（gastrin-17，G-17）检测：G-17 是由胃窦 G 细胞合成并分泌的酰胺化胃泌素，主要生理功能为刺激胃酸分泌、促进胃黏膜细胞增殖与分化。G-17 是反映胃窦内分泌功能的敏感指标之一。血清 G-17 水平升高可以提示存在胃癌发生风险。血清 G-17 联合 PG 检测可以提高对胃癌的诊断价值。

（3）幽门螺杆菌感染检测：目前认为幽门螺杆菌感染是肠型胃癌发生的必要条件。胃癌的发生是幽门螺杆菌感染、遗传因素和环境因素共同作用的结果，环境因素在胃癌发生中的作用次于幽门螺杆菌感染。因此，在胃癌的筛查流程中，幽门螺杆菌感染的检测成为必要的筛查方法之一。目前常用的幽门螺杆菌检测方法有血清幽门螺杆菌抗体检测和尿素呼气试验。

（4）血清肿瘤标志物检测：肿瘤标志物是在肿瘤发生和增殖过程中，由肿瘤细胞合成、释放或宿主细胞对肿瘤反应所产生的存在于细胞、组织或体液中的一类物质。临床中胃癌常用的肿瘤标志物包括：CEA、CA19-9、CA24-2、CA12-5、AFP 等，但以上标志物在胃癌患者中的检出率均小于 30%。早期胃癌中肿瘤标志物的阳性率低于 10%，因此其对早期胃癌的筛查价值有限，不建议作为胃癌筛查的方法。

（杨合利）

6. "呼气试验"是如何检出幽门螺杆菌感染的

"呼气试验"是检测幽门螺杆菌感染的最常用的方法之一。"呼气试验"的原理非常巧妙，其利用了幽门螺杆菌能够生产尿素酶的特性。通常我们的胃内并不含有尿素酶，只有感染了幽门螺杆菌的胃内才会出现尿素酶。尿素酶是一种蛋白质，可以将尿素分解并产生二氧化碳。如果被检者吞服了被同位素 ^{13}C 或 ^{14}C 标记的尿素，那么这样特殊的尿素一旦被胃内的尿素酶代谢，也会产生特殊的二氧化碳，即含有同位素 ^{13}C 或 ^{14}C 的二氧化碳。利用特殊的仪器，我们可以测出被检者呼出的极微量的被同位素 ^{13}C 或 ^{14}C 标记的二氧化碳，进而判断是否存在幽门螺杆菌感染。值得注意的是，由于自然界存在一定量同位素 ^{13}C，所以被检者要在检测前和检查后分别测试呼出气体中含有的被同位素 ^{13}C 标记的二氧化碳的量，两者的差值如果高于临界值则表明结果为阳性，差值低于临界值则表明结果为阴性。不同于 ^{13}C 标记的尿素胶囊，同位素 ^{14}C 尿素胶囊无须在服药前进行呼气检测，因为自然界 ^{14}C 的量含量极低，且偏差很小，因此只需检测服药后的呼出 ^{14}C 的量即可，当 ^{14}C 的量高于临界值则表明检查结果为阳性。

（吴晓江）

7. "呼气试验"检查前有哪些注意事项

为了达到检查的预期效果，应当注意如下事项：

（1）检测前应当停用抗生素至少 1 个月，质子泵抑制剂和胃黏膜保护剂应停药 1 周以上，否则可能影响检测的准确性。

（2）检测前应当空腹或者餐后 2 小时再行检查，以免胃内食物影响检测结果。

（3）吞服尿素胶囊应适度饮水，既要保证胶囊进入胃内，又不能饮水过多，影响检查的准确性。

（何流）

8. 什么是钡餐检查

钡餐检查指的是钡剂造影，即受检者将作为造影剂的硫酸钡服下，然后进行腹部 X 线检查。根据临床诊治的需要，可将胃肠钡餐造影分为上消化道钡餐、全消化道钡餐、结肠钡灌肠以及小肠钡灌肠检查。硫酸钡是不溶于水和脂质的白色粉末，不会被胃肠道黏膜吸收，对人体基本无毒性。由于硫酸钡不易被 X 线穿透，在 X 线片上呈现白色，所以当它填充在食管及胃肠道中时，可以和周围组织形成鲜明的对比，并清楚的勾勒出食管及胃肠道内壁细节，可以发现消化壁有无缺损、溃疡，消化道器官中有无肿瘤等，从而达到检出和诊断疾病的目的。在医院，医生会对部分怀疑存在消化道疾病的患者进行钡餐检查，检查前先让患者服下硫酸钡混悬液，等待半小时后进行 X 线检查。一段时间后，硫酸钡会经消化道排出体外。

钡餐检查安全、无创伤，患者经受的痛苦小，检查的价格也相对低廉。是胃癌诊断的传统影像学检查方法，此方法能清楚地显示病变范围，可以发现最大直径小于 1cm 的小胃癌，因此钡餐检查可以对怀疑胃癌的患者进行筛查，是一种常规的影像学检查手段。但是，钡餐检查的图像往往不够清楚，对胃癌诊断的敏感性和特异性均劣于胃镜检查，钡餐检查未见异常不代表一定不存在病变，反之，钡餐检查发现问题，也有可能是假阳性结果，需要行胃镜检查复核。在一些情况下，钡餐检查仍有其独特的价值，例如针对"皮革胃"的诊断，由于这类胃癌为弥漫浸润性生长，在胃镜下观察不到明显的新生物，如果活检深度不够的话也难以确诊，所以使用胃镜容易漏诊。但是在钡餐检查下，该类胃癌特征明显，可表现为胃壁僵硬、失去蠕动，可以为诊断提供线索。

钡餐检查有一些注意事项：硫酸钡会加剧肠梗阻，所以临床怀疑或者确诊有肠梗阻时，严禁使用钡剂造影。存在活动性消化道出血、怀疑胃肠道穿孔、一般情况差，无法耐受检查的被检者也应慎用或禁用钡餐检查。钡餐检查前一日起禁服含有金属元素的药物（如钙片），饮食应当以半流食为主，晚10点后禁食。此外，检查常常需要数小时，需要被检者耐心等待。检查期间不能进食也不能离开，少数患者当日下午还需复查。检查完成后，患者需大量饮水，以便尽快排出钡餐，钡剂检查后排出粪便将呈白色，此为正常现象。

（苏昊）

9. 怎么看钡餐检查报告

患者因消化道症状就诊时，为了帮助诊断，常常需要做钡餐检查。完成钡餐检查并取得检查报告单后，患者最关心的就是如何解读钡餐报告的结果。除了去专科门诊请临床医师解读外，自身学会初步解读钡餐报告有助于增进对疾病的了解、缓解焦虑。

钡餐报告通常包括两部分，第一部分为检查所见，硫酸钡造影剂进入消化道后附着在消化壁，可以显示消化壁的情况。医生通过造影检查对所见的消化道情况进行客观描述，包括食管、胃和肠道等，描述其是否狭窄、扩张、梗阻，有无龛影及充盈缺损影，此外，还会对黏膜皱襞的柔软度和收缩功能等情况做出评判。以上描述通常按部位分别描写。钡餐报告的第二部分为诊断意见，是影像科医生根据检查所见分析得出的诊断，供临床医师参考。常见的诊断包括贲门失弛缓症、反流性食管炎、食管癌、胃溃疡、十二指肠球部溃疡以及胃癌等。

如检查结果怀疑是食管癌、贲门癌、胃癌、肠癌等，则需及时行内镜活检以明确病变性质，并且应进一步去胸外科或胃肠肿瘤外科就诊。

（张霁）

10. 多大年纪开始做胃癌筛查

随着年龄的增长，胃癌的发病率也逐渐升高。大多数亚洲国家设定45岁为胃癌筛查的起始年龄。胃癌高发国家如日本、韩国等将胃癌筛查的年龄提前至40岁。我国40岁以上人群的胃癌发病率明显上升，而30岁以下人群的发病较为少见。因此建议以40岁作为胃癌筛查的起始年龄。

（张一楠）

11. 电子胃镜是如何协助诊断胃癌的

胃镜观察及胃镜下活检是胃癌诊断的"金标准"。电子胃镜是一条纤细、柔软的管子，头部带有摄像头及照明系统，它可以伸入消化道帮助医生观察食管、胃和十二指肠的病变，当胃镜下发现病变时，可经胃镜的管道伸入微型抓钳，咬取病变组织送检。组织经过脱水、固定、染色等步骤被制成极薄的切片，医生在显微镜下观察细胞结构，判断这些细胞与正常细胞形态的区别，了解组织是否发生癌变。

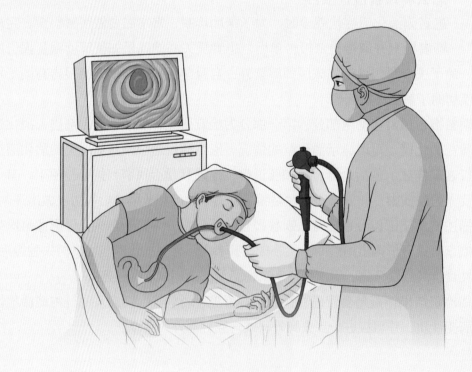

（范彪）

12. 胃镜检查的适应证有哪些

（1）具有上消化道症状，怀疑上消化道病变者，如炎症、溃疡、肿瘤等。

（2）上消化道钡餐造影发现的病变需进一步定性者，以及 CT 或 B 超疑有上消化道病变而未能确诊者。

（3）咽下困难、吞咽疼痛和胸骨后烧灼感，疑有食管性胸痛者。

（4）已确诊上消化道病变，需内镜随访复查者。

（5）人群的查体、普查及筛查。

（6）有不明原因黑便、呕血，怀疑上消化道出血者。

（7）胃癌及食管癌高危人群的查体。年龄 40 岁以上且生活于上消化道癌症高发地区、幽门螺杆菌感染、癌前疾病、癌症患者直系亲属、经常食用高盐腌制食物、嗜烟等，也是内镜检查的适应证。

迄今为止，胃镜检查仍然是发现或排除上消化道疾病的最好方法。通过胃镜，医生能够对食管、胃以及十二指肠上段做全面而详细的评估检查。胃镜检查的适用范围很宽，凡有上消化道症状的患者，只要没有检查禁忌证，都可以进行胃镜检查，及时了解病情。

（季科）

13. 胃镜检查的禁忌证有哪些

胃镜检查为侵入性操作，以下情况为胃镜检查的相对或绝对禁忌证，临床中应酌情做出决策：

（1）疑有消化道穿孔者。

（2）严重心脑血管疾病无法耐受检测者。

（3）上消化道重度炎症者。

（4）患有精神疾病，不能配合内镜检查者。

（5）严重高血压的受检者。

（6）凝血功能障碍，具有严重出血倾向者。

（7）重度脊柱畸形或巨大消化道憩室。

（8）严重的胸、腹主动脉瘤者。

（季科）

14. 胃镜检查前的准备有哪些

许多人听说胃镜检查很痛苦，因此对胃镜抱有畏惧心理，也有人担心胃镜会对身体造成损伤。实际上，胃镜是软性管道，并且可以调节前进角度，很少会损伤黏膜。只要患者能够很好地配合内镜医师的操作，做好心理建设，做到尽量放松，胃镜检查通常不会对身体造成损害。

胃镜检查的目的是观察消化道黏膜的情况，因此任何附着在消化道黏膜的物质都可能影响胃镜检查的质量。检查前2天起应当开始适当减食，并停止服用口服药。检查前1天禁止喝牛奶并改为进软质流食。由于检查要求患者至少空腹6小时，所以上午检查的患者应在检查前1天晚9点后禁食、禁水。下午检查者清晨可少量饮糖水，但应避免进食。对于存在幽门梗阻的患者，胃镜检查前几天应禁食、禁水，可留置胃管充分胃肠减压，检查前一天用盐水洗胃，将胃内容物彻底清出。由于洗胃会导致胃黏膜颜色变化，影响诊断，因此需注意不要在检查当日洗胃。

钡餐造影检查后，钡剂会附着在被检者的胃黏膜上，干扰胃镜的观察。因此，若近期曾行钡餐造影则需至少等待3天，待钡剂充分排出后才能进行胃镜检查。

检查前应去除眼镜、活动的义齿，解开领口，放松腰带，采取侧卧位，充分放松配合检查。胃镜检查前会对咽喉及食管上端进行局部麻醉。进行局麻前，患者需向医生讲明既往的药物过敏史。

对有高血压、冠心病及心律失常等病史的患者，检查前应测血压、行心电图检查评估风险。检查前高血压及心脑血管疾病药物可继续服用，抗凝、抗血小板的药物需根据相应指南确定停药时间。

检查完成后两小时内禁食水。取活检者禁饮酒和刺激性食物，可进半流食一天。次日恢复正常饮食。

无痛胃镜检查后当日不得骑自行车、驾驶机动车、操作机械、进行高空作业等。

进行了内镜下活检的患者需要依据病理科告知的日期及时返院查询病理结果，以免耽误诊治。

（季鑫）

15. 内镜下活检是否会引起疼痛

活检即活组织检查，是指使用各种技术从活体内取得病变组织，将取得的组织进行病理检查。内镜下活检是针对消化道病变的一种常规检查，目的在于判断病灶的性质，分辨疾病的良恶性、对疾病进行明确诊断。

内镜检查本身会给被检者带来较强的不适感，许多人担心，在内镜检查的基础上，用活检钳在消化道内壁咬取活组织是否会给被检者带来强烈的疼痛感。实际上，这种忧虑是完全无必要的，消化道的痛觉模式不同于皮肤，消化道对牵拉动作较为敏感，但是对锐利的切割动作并不敏感。因此活检钳咬取病变组织的操作不会引起明显的疼痛感。

（季鑫）

16. 为什么有时候需要进行二次内镜下活检

病理检查是肿瘤诊断的"金标准"，我们需要采取各种方式获得肿瘤标本送检。肿瘤标本有两种来源，第一种来源是将肿瘤完全切下，然后对切取的肿瘤的各个部位进行详尽取材并进行病理检查，另一种来源则是在肿瘤原位取一小块病灶进行活检。将肿瘤完全切下可以获得完整的肿瘤组织，取得的标本充裕，因而有条件对肿瘤的多个部位进行检查，结果较为可靠。内镜下活检属于第二种病灶取材方式。内镜下取材受到各方面因素限制，采到的标本体积通常较小，有时可能未钳取到真正的病变组织。因此内镜下取得的标本送检后，病理结果回报"未见癌"时，也不能完全放松警惕，需考虑有没有可能是"假阴性"的结果。这样的阴性结果有可能是由于此次内镜下取得的组织质量差或取得的并非肿瘤组织。临床医师会根据患者其他的影像学检查、症状进行综合判断，如果依然高度怀疑病变为恶性，则可能建议患者再次进行内镜下取材活检，避免漏诊肿瘤。

（宗祥龙）

17. 无痛胃镜与普通胃镜有何区别

胃镜是诊断包括胃癌在内的许多上消化道疾病的可靠方法，但是胃镜的检查过程确实会为患者带来不同程度的痛苦和不适感。检查时，镜身需要经过会厌、食管、贲门进入胃腔，进镜过程中，镜身会刺激患者出现咽后壁反射，带来干呕、恶心等不适体验。为了减轻患者的痛苦和恐惧感，无痛胃镜应运而生。无痛胃镜操作开始前会给予患者一定剂量的麻醉药物，患者进入麻醉状态后再实施胃镜检查。整个过程中患者没有意识，同时咽后壁反射也被抑制。

无痛胃镜比起普通胃镜的优点有：

（1）检查痛苦小，患者不产生痛苦记忆，有助于消除患者对再次检查的恐惧感。

（2）无痛胃镜对患者血压、心率的刺激较小，可以降低胃镜诱发心绞痛、心肌梗死、卒中或心搏骤停等严重并发症的概率。

（3）患者失去意识，不会抵抗检查，检查配合度好，效率高。

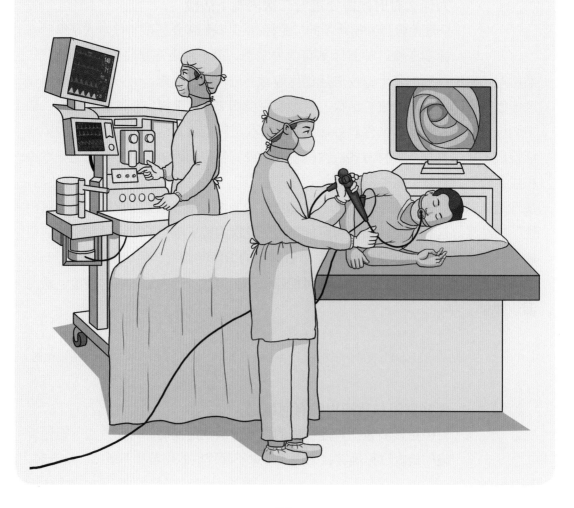

无痛胃镜比起普通胃镜的缺点有：

（1）麻醉存在一定风险，可能发生麻醉药物过敏、呼吸抑制、误吸窒息等并发症。检查需有家属陪同。

（2）检查前需完善心电图等检查，并由麻醉医师评估患者能否耐受麻醉。

（3）部分患者麻醉苏醒后会有短暂的头晕、恶心、呕吐等反应。

（4）检查费用较高。

（宗祥龙）

18. 什么是胶囊内镜

胶囊内镜是一种做成胶囊形状的内镜，其外形类似于一个胶囊，里面包含微型摄像系统、电池、无线收发系统和数字处理装置等精密部件。胶囊内镜进入人体后可以观察被检者的食管、胃及肠道的健康状况。检查前，被检者需要进行药物导泻、清肠等准备工作，肠道准备满意后，将胶囊内镜用水服下，内镜进入体内后，便可借助人体消化道的蠕动在整个消化道内运动，同时以不少于每秒 2 张的频率不间断拍摄照片，获取的图片数据随后由无线收发系统从胶囊内镜传输到体外的接收器，医生可以通过这些图像观察受检者消化道的情况。待 6~8 小时后电池用尽，胶囊内镜即随粪便排出体外。

胶囊内镜的优点在于患者无须经历侵入性操作，检查无创、没有痛苦。此外，胶囊内镜为一次性设备，比起普通内镜更为卫生。但是胶囊内镜也存在一些不足，它的拍摄路径较为被动，可能存在视野盲区，并且不能进行活检取材、不能进行镜下治疗。胶囊内镜也不能像普通内镜检查一样可以通过冲水、抽吸的方式清除消化道内遮挡镜头视野的黏液，因此目前还不能撼动普通消化内镜的地位。

进行胶囊内镜检查时应当注意，在检查的 6~8 个小时里尽可能不要饮水和进食。此外，吞下胶囊内镜后，被检者不能靠近任何强电磁场源，例如磁共振设备。如果患者在胶囊内镜还没有排出体外的情况下去做磁共振检查，有可能对自己的身体造成严重伤害。吞下胶囊内镜以后，被检者要留意自己的排便情况，必要时可进行腹部 X 线片检查明确胶囊内镜是否已排出。

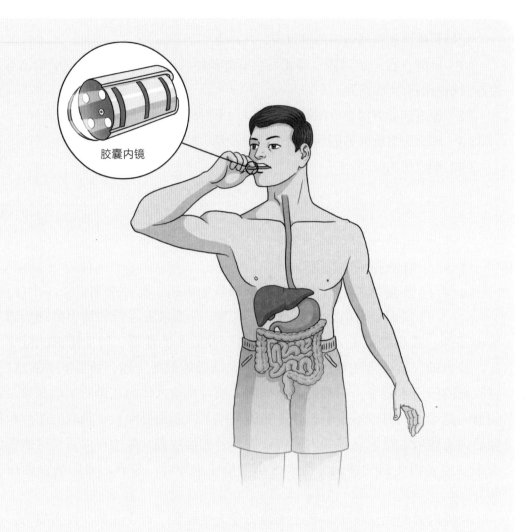

胶囊内镜

（贾子豫）

19. 普通胃镜和超声胃镜的区别是什么

一些患者完成普通胃镜后，医生可能会建议患者进一步进行超声胃镜检查。那么普通胃镜和超声胃镜有什么区别，为什么要做超声胃镜呢。

普通胃镜的头部带有摄像及照明系统，可以观察食管、胃和十二指肠这些消化腔道表面的情况，并且可以伸出微型抓钳，咬取病变组织送病理检查。而超声胃镜不同于普通胃镜，它的前端除了具有摄像系统外还安装有微型超声探头，因此，超声胃镜既可以观察消化道表面情况，又能利用超声探头得到消化道壁各层的组织学特征及邻近器官的超声图像，从而判断胃和邻近脏器的关系。因此，超声胃镜就像给普通胃镜加上了双"透视眼",利用超声胃镜,内镜医生可以判断肿瘤在消化道壁的浸润深度、淋巴结受累情况以及周围脏器是否被浸润侵犯,进而准确判断疾病分期,为医师制订后续治疗方案提供依据。有研究显示,超声胃镜对胃癌浸润深度预判的准确率达 70%~88%,对淋巴结转移预判的准确率为 65%~77%。对于胃癌患者,在条件允许的情况下建议术前进行超声胃镜检查,以便得到更明确的术前临床分期情况。此外,超声内镜可以清楚地分辨胃壁的四层结构,有助于鉴别肿瘤来源于胃壁还是胃壁外的压迫。如果患者存在胃壁隆起,在普通胃镜下则很难判断这个隆起是由胃壁中的肿瘤引起(如胃间质瘤),还是由胃邻近器官或组织压迫形成。这时,超声内镜就能发挥自己的专长,探头可以利用超声准确探测隆起部位下的组织构造,做出更准确的判断。除了可以探测胃黏膜下病变的情况,超声内镜还有一个很重要的功能——超声引导下穿刺活检。内镜医生可以利用超声内镜的深部组织探测功能给内镜伸出的穿刺针做定位,进而帮助穿刺针准确地获取胃壁下的活体病变组织乃至胃外邻近器官的病变组织,为患者提供准确的病理诊断。这一操作在不开刀的情况下很难通过其他方式完成。

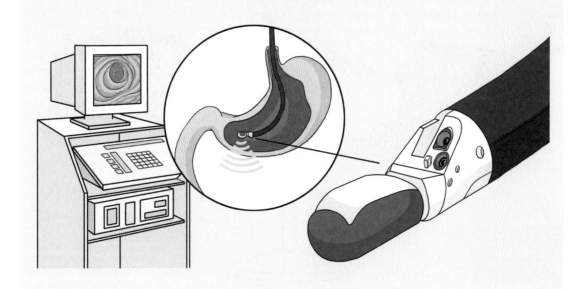

(贾子豫)

20. 胃镜检查的风险和并发症有哪些

胃镜技术的出现为消化系统疾病的诊治带来了巨大的帮助，但是在享受胃镜带来的便利和帮助的同时，我们也应警惕胃镜带来的相关风险及并发症。

胃镜的风险包括：①咽喉部损伤；②贲门黏膜损伤、撕裂；③消化道穿孔、出血；④气管或喉头痉挛；⑤传染病感染；⑥消化液反流、误吸，肺部感染等肺部并发症；⑦颞下颌关节脱位；⑧无痛胃镜相关的麻醉并发症。

胃镜检查是一种相对安全的消化道检查项目，但依然属于侵入式操作，存在一定风险。胃镜发生严重并发症的可能性极低，患者在检查前应调整好心态，避免过度紧张、尽可能放松以更好地配合检查。内镜医师在操作时应动作轻柔、熟练，争取缩短检查时间。操作者在检查的同时要密切关注患者的状态，及时发现异常。

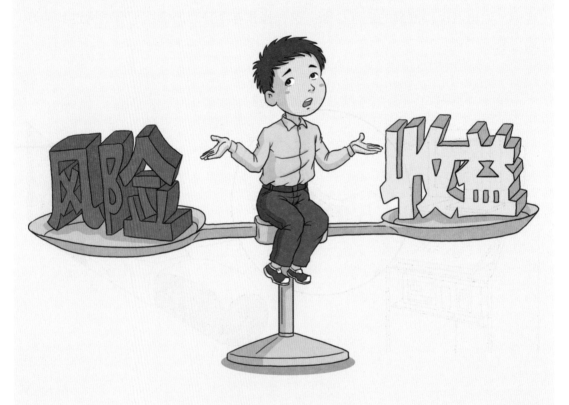

（王安强）

21. 如何解读胃镜报告单

当患者完成胃镜检查，拿到报告单时，应当去专科门诊寻求临床解读，但是自身学会初步解读胃镜报告单有助于增进对疾病的了解、缓解焦虑。接下来我们将介绍胃镜报告的结构和内容。

胃镜报告的结构主要分为两部分，第一部分是对胃镜下所见到的情况进行描述，第二部分是内镜医师根据胃镜下所见而做出的诊断，以供临床医生参考。如果进镜顺利，胃镜可以检查食管、胃、十二指肠球部三段，想要进一步向下检查则需借助小肠镜或胶囊内镜，因此胃镜报告的内容主要围绕食管、胃、十二指肠球部三部分展开。

正常的食管黏膜应为淡粉色、光滑、血管纹理清晰，食管最下端为齿状线，是食管和胃交界的区域，齿状线可以呈规则的圆弧状或蝶型、锯齿型、半岛型等。贲门是食管进入胃的门户部位，可以规律地开闭，起到"阀门"的作用。胃底是胃最顶端的部分，被检者处于平卧位时，胃液集中于此处，称为"黏液池"。与胃底相接的是胃体部分，即胃的主体。胃体分为上、中、下三部分及大弯侧、小弯侧、前壁及后壁4个部位。胃的黏膜应为浅红色或橘红色，黏膜光滑柔软，表面有一层半透明黏液。胃体的下方为胃窦，胃体与胃窦相连接的地方有一处切迹，称为胃角，此处易于产生消化性溃疡。胃的最下端即胃窦，同样分为大弯侧、小弯侧、前壁及后壁等四个部位。十二指肠球部是小肠的起始，胃与十二指肠球部相连的部位是幽门，正常状态下呈圆形，可以规律闭合蠕动。胃镜通过幽门之后观察到的最后一站即十二指肠球部，此处呈圆形。

如果在检查中发现异常，则会描述为充血、水肿、溃疡、糜烂、肿物等。此外，还会根据镜下所见，描述病变的部位、大小、形状、质地等信息，最后根据上述信息给出诊断结果，供临床医师参考。当镜下所见病变不能明确诊断时，内镜医生可能对病变部位进行活组织检查，此后需等待活检的病理检查报告结果。胃镜检查时，有可能取胃组织进行快速尿素酶检测，用来判断胃内有无幽门螺杆菌感染，帮助临床医师进行相应诊治。

（王安强）

22. 腹部超声检查为什么需要空腹

进行腹部超声检查前，通常需要被检者不吃不喝 6 小时以上，这是由超声检查的物理特性所致。我们进食后胃肠道内含有的空气增多，而超声波穿透气体的能力很差，仪器发出的超声容易被进食后腹腔脏器内出现的气体干扰，进而影响图像质量。此外，进食会刺激胆囊收缩、变小，这样就不能正确判断胆囊的状态，也不利于对胆囊腔内病变进行观察。

（王安强）

23. CT 检查有哪些注意事项

CT 即计算机断层显像，检查时机器一头发射 X 线穿透人体，并在另一头同步收集射线的衰减数据，最后再利用算法重建出人体横断面的密度图。CT 检查具有一定放射性，但射线总量较低，单次检查不至对人体造成损伤。CT 检查前应注意以下事项：

（1）CT 检查不可穿戴带有金属拉链、纽扣的衣服，检查前应去除佩戴的手表、项链、胸针、金属挂件、手机等含有金属的物品，以免在 CT 图中产生金属伪影，对临床判读造成干扰。

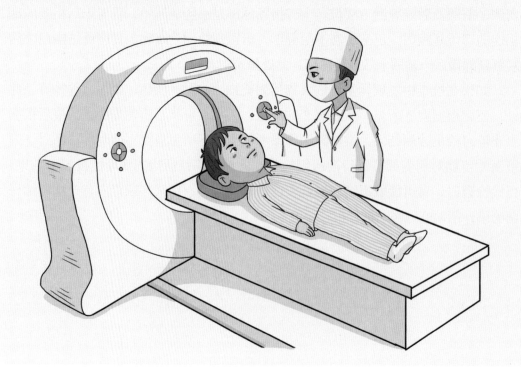

（2）增强扫描需向被检者静脉注射含碘造影剂，如果患者对碘过敏则严禁行增强 CT 检查。增强扫描前还需明确患者的肝、肾功能状态，严重肝肾功能异常的患者应谨慎选择增强扫描。

（3）增强扫描前 4 小时至检查后 24 小时内应大量饮水，以便加速造影剂排泄。若无法进食则可通过静脉输液的方式补充液体。

（4）进行腹部 CT 检查前应至少禁食 4 小时，检查前一周禁止行钡剂造影检查，以免肠内残存的造影剂在 CT 图像上形成伪影，影响临床判读。

（5）根据检查要求摆好姿势后应避免移动肢体和躯干，以免运动产生伪影，影响 CT 图像质量。进行胸、腹部检查时，应当根据语音提示配合进行相应呼吸动作，避免因呼吸运动产生伪影。

（冯梦宇）

24. 为什么有时候要在平扫 CT 的基础上加做增强 CT

增强 CT 与平扫 CT 的主要区别在于进行扫描时是否给被检者输注造影剂。增强扫描时，经静脉注入的水溶性有机碘造影剂会随着血流进入全身各处器官、组织，不同器官、组织的血液供应水平不同，显示出的 CT 图像密度也就不同，此时癌肿与正常组织、器官的边界和差异变得更加明显，能够帮助医生判断病变与周围组织的相互关系。此外，增强扫描还能体现癌肿本身的血液供应和分布，帮助医生判断肿瘤的状态。这些都是增强 CT 相比于平扫 CT 的优势。

（冯梦宇）

25. 胃癌的 CT 影像有哪些表现

CT 是胃癌诊治过程中常用的影像学检查，在 CT 影像上，胃癌可以具有如下表现：

（1）胃壁增厚：由于癌肿可以浸润性生长，所以在 CT 上可表现为胃壁增厚。当癌肿向下浸润，侵及胃壁最外的浆膜层时，在 CT 上可以见到浆膜层由正常的光滑状态转为毛糙状。

（2）溃疡：癌肿伴有溃疡在胃癌中很常见，CT 图像上可以看到溃疡中心凹陷、底部不平整，溃疡周围边缘不规则，周边胃壁增厚向胃腔内突出，呈火山状。

（3）腔内肿块：如果癌肿向胃腔内生长，则在 CT 上表现为突向胃腔内的肿块。肿块的表面不光滑，可呈结节、分叶或菜花状，表面可伴有溃疡。

（4）胃腔狭窄：CT 多表现为胃壁增厚的基础上伴胃腔狭窄，狭窄的胃腔边缘较为坚硬且不规则，呈非对称的向心性狭窄。

（5）胃壁异常强化：胃壁异常强化是胃癌的一个特征性表现，位于胃黏膜的癌变组织比正常胃黏膜更早出现强化现象。侵及肌层的病变通常在黏膜面强化之后，比正常胃壁强化程度更高、持续时间更长。

（冯梦宇）

26. 什么是鲍曼（Borrmann）分型

鲍曼分型是由德国病理学家 Borrmann 在 1926 年提出的一种进展期胃癌分型法，至今仍被世界各国的临床医生及病理学家广泛采用。鲍曼分型是根据胃癌瘤体在黏膜面的形态以及胃壁内浸润方式进行分型的一种方法，分为：①Borrmann Ⅰ型（结节或息肉型）；②Borrmann Ⅱ型（局部溃疡型）；③Borrmann Ⅲ型（浸润溃疡型）；④Borrmann Ⅳ型（弥漫浸润型）。

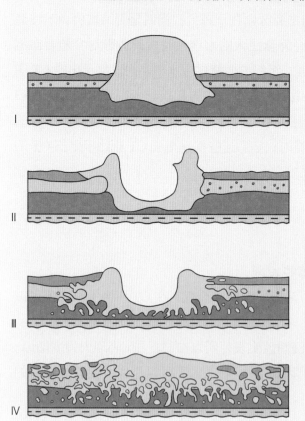

这 4 种分型中，最常见的为Ⅱ型及Ⅳ型。Borrmann 分型与癌的组织学类型有一定的联系。一般分化较好的乳头状、乳头管状或管状腺癌多呈现 Borrmann Ⅰ型或Ⅱ型，而分化较差的腺癌、未分化癌及印戒细胞癌往往呈Ⅲ型或Ⅳ型。

（李阳）

27. MRI 检查有什么注意事项

MRI 检查具有多平面、多参数、无辐射等优点，可以观察胃壁形态改变，很好地显示胃壁的隆起和凹陷及胃癌的浆膜外侵犯和转移，对胃癌的评估有着很好的效用。MRI 检查有如下注意事项：

（1）严禁携带金属物品：MRI 检查室内具有强磁环境，即使是一枚小小的硬币，在强磁环境下也可以瞬间加速产生极大的动能，损坏场地内的设备、威胁在场人员的安全。进入检查室前应确保身上未携带钱包、手机、发卡、手表、钥匙、项链、腰带等含金属物品，衣物应不含金属纽扣和拉链。体内安有心脏起搏器、金属瓣膜等物的患者禁行 MRI 检查。

（2）保持身体静止：MRI 检查与拍照片类似，过程中一旦躯体发生移动则会产生虚影，直接影响成像质量。MRI 的扫描时间可达数分钟，其间要求被检者平静呼吸、保持身体静止，这样才能最终得到合格的 MRI 图像。有幽闭恐惧症的被检者应使用镇静剂后再行 MRI 检查。

（3）行腹部 MRI 的被检者应在检查前禁食禁水 6 小时以上，有条件者可于上机前注射胆碱能受体拮抗药物，减少消化道蠕动。

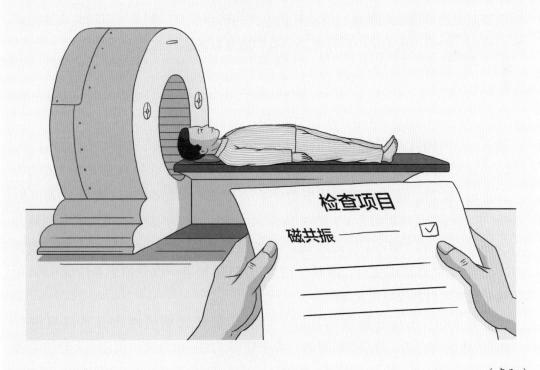

（李阳）

28. PET/CT 对胃癌诊断有何作用

PET 全称为正电子发射断层显像，而 PET/CT 则是一种将 PET（功能代谢显像）和 CT（解剖结构显像）两种影像技术有机结合的影像学检查方法，是目前影像诊断技术中最为理想的结合。

恶性肿瘤的特性之一就是细胞代谢活性高，它比普通细胞生长更为活跃，能够掠夺性地摄取营养。葡萄糖是人体细胞（包括肿瘤细胞）能量的主要来源之一，因此恶性肿瘤摄取的葡萄糖远远多于其他正常组织。利用这一特性，我们将绑定了 ^{18}F（氟的放射性同位素）的葡萄糖作为显像剂注入体内，然后用体外探测仪探测这些放射性同位素在人体各个部位的分布情况，最后利用 CT 技术将这些核素的分布情况进行精确定位。经 PET 显像可以检测到体内 ^{18}F 的分布情况从而显示肿瘤的部位、大小、形态、数量等信息。

PET/CT 可以从形态学与功能学两个方面对胃癌进行检测及全面分析，在胃癌术前分期、预后评估及疗效监测方面具有一定的指导意义，但 PET/CT 并非一项全能的检查，对于一些特殊病理类型的胃癌，如印戒细胞癌、黏液腺癌等的诊断效能不高，可能出现漏诊的情况。此外 PET/CT 对早期胃癌的检出能力低于胃镜及钡餐检查，并非所有的胃癌患者都适合做 PET/CT 检查。PET/CT 对于胃癌的诊断价值更多地体现在判断淋巴结及其他器官的转移情况，据此可以对肿瘤进行疾病的分期，也可以用于治疗后疗效评估及肿瘤复发转移的监测。

（李阳）

29. PET/CT 的辐射量很大吗

PET/CT 在恶性肿瘤的诊断、分期、疗效评估等方面发挥重要的作用，是一种重要的影像学检查方法，但是 PET/CT 需要患者同时经受 ^{18}F 的同位素辐射以及 CT 的 X 线辐射。普通人每年接受的天然辐射剂量为 1~2mSv，第一代 PET/CT 检查一次，人体需经受 46~62mSv 的辐射剂量。随着 PET/CT 设备精密度的提升，最新一代的 PET/CT 检查一次只需患者经受 3.8mSv 的辐射量，辐射剂量已大大降低。

尽管 PET/CT 存在辐射的问题，但对于那些因病情缘故确实需要进行 PET/CT 评估的患者，检查的收益明显大于它带来的辐射危害，因此还是建议患者积极配合完成检查。检查结束后，被检者应当多饮水，以便加速放射性 ^{18}F 同位素的排出，减少身体接受的辐射剂量。此外，多吃新鲜蔬菜水果可在一定程度上减少 PET/CT 检查对身体造成的损伤。

（李嘉临）

30. 什么是穿刺活检

穿刺活检是指利用空心的细针对病变部位穿刺，以便取得活组织进行病理学检查。穿刺活检的病理结果能够揭示病变部位的良恶性以及病变组织的细胞类型，为后续临床治疗提供重要的信息。胃癌是恶性肿瘤，癌细胞可以随着淋巴回流、血液循环等途径转移到全身各个脏器，肝脏和肺是胃癌最常见的远处转移部位，此外，脑、肾脏、肾上腺以及骨骼等处也可发生胃癌转移。胃癌患者如果在胃外的器官、组织中出现了肿物，则应高度怀疑发生了肿瘤转移。然而在一些情况下，这些胃外器官、组织中的肿物在 CT、MRI 等影像学检查下的表现并不典型，这些病变也可能是良性病变，例如良性的炎症包块或是一些与胃癌无关的其他原发肿瘤，因此无法单纯通过影像学检查判断是否为胃癌转移，所以取得肿块组织送病理活检就变得至关重要。穿刺活检就是一种微创、快捷的获得肿物组织的方法。穿刺活检通常在 B 超或 CT 引导下进行，操作较为简便。在一些情况下，穿刺可能为患者带来损伤，如穿刺时损伤血管或重要的器官

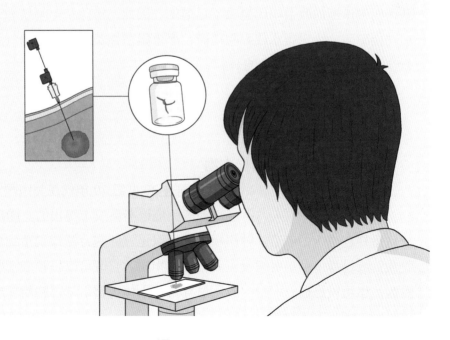

组织，造成大出血或其他相应并发症，但是总体上，这些并发症出现的概率较低，不必过分担心。

（李嘉临）

31. 经皮肝穿刺或肺穿刺的安全性如何，会引起癌症扩散吗

很多人对经皮肝穿刺和肺穿刺抱有恐惧心理，有人担心它的安全性，也有人害怕穿刺操作导致肿瘤破裂扩散。实际上大可不必产生这种顾虑。经皮肝穿刺或肺穿刺就是从肝脏、肺中取出一些活体组织，目的是将获得的组织送病理学检查。穿刺活检的病理结果能够告诉我们病变的良恶性和细胞来源，为后续的诊治提供重要信息。经皮肝穿刺一般是在 B 超引导下，使用尖细的穿刺针从体表进入肝脏，从而获得肝组织标本。肺穿刺则常是在 CT 的引导下进行，同样采用穿刺针进行取材。由于肝穿刺和肺穿刺是侵入性的有创检查，因此有可能出现穿刺并发症。患者在接受穿刺操作之前，都会进行相关的检查，如血常规、凝血功能等，了解有无穿刺的绝对禁忌证。穿刺最多见的并发症为局部疼痛、出血、感染等，出现后，经过简单治疗甚至保守观察基本都能恢复。得益于影像学技术的进步，现在，在 B 超或 CT 的定位引导下，穿刺活检的成功率大大提高，并且癌症由于穿刺而发生种植转移的概率也显著降低。据文献报道，由穿刺活检造成的种植转移的发生率为万分之四到千分之四，这样的风险与穿刺活检获得明确诊断的收益相比是微不足道的。因此，排除了穿刺禁忌证，如严重的凝血功能障碍、大量腹水或胸腔积液、严重阻塞性黄疸、严重肺气肿等情况后，进行穿刺操作基本上是安全的。

（李嘉临）

32. 什么是肿瘤标志物

"肿瘤标志物"这个名词是 20 世纪 70 年代在美国国家癌症研究中心召开的人类免疫及肿瘤免疫诊断会议上提出的。随后这一概念被广泛认可并在临床中应用。肿瘤标志物可以是癌细胞分泌或脱落到体液、组织中的物质，或是身体对癌组织反应而产生的物质。它既可以是肿瘤细胞独有的产物或基因，也可以是在癌细胞中表达量异常的人体正常组分。肿瘤标志物在临床中可

以用于辅助癌症诊断、判断预后、评估治疗效果。肿瘤发生复发转移时，肿瘤标志物往往可以先于影像学 2~3 个月转为阳性，从而帮助患者更早发现疾病进展。

完美的肿瘤标志物应当具有如下特点：①敏感性高，减少漏诊；②特异性好，判断准确度高；③指标量与肿瘤的大小、分期相关；④具有器官特异性；⑤半衰期短，具有较好的时效性，能够反映肿瘤的治疗效果及复发、转移情况。目前各种肿瘤标志物的敏感性和特异性还不能达到完美，存在误判的风险。临床中需结合其他检查手段，对患者的病情进行综合考量。

胃癌临床诊治中常用的肿瘤标志物包括：CEA、CA19-9、CA24-2、CA12-5、AFP 等，但以上标志物在胃癌患者中的检出率均小于 30%，在早期胃癌患者中，肿瘤标志物阳性率甚至低于 10%。较低的敏感性和特异性限制了传统胃癌肿瘤标志物的应用。随着分子生物学、细胞生物技术以及基因组学、蛋白组学等技术的发展，更多的新技术为新型肿瘤标志物的开发带来机遇。在未来，敏感性和特异性指标更为优秀的新型肿瘤标志物有望替代传统胃癌标志物。

（李嘉临）

33. 什么是肿瘤标志物 CEA

CEA 中文名为癌胚抗原，是一种富含多糖的蛋白复合物，于 1965 年被首次发现。6 个月内胎儿的小肠、肝和胰腺均能合成这一蛋白，胎儿出生后则和成年人一样，血清 CEA 含量极低。大部分健康人群 CEA 低于 2.5μg/L，部分吸烟者的 CEA 可能升高，达 5.0μg/L 以上。

分泌 CEA 的肿瘤通常为空腔脏器，包括胃肠道、泌尿道以及呼吸道。正常情况下，CEA 经胃肠道代谢，但在肿瘤状态时，CEA 则进入血液和淋巴系统并导致血清 CEA 的含量异常升高。除了恶性肿瘤，良性胃肠道疾病如结肠炎、胃肠息肉等也可能导致血清 CEA 含量升高，但恶性疾病患者的 CEA 升高程度及阳性比例均显著高于良性疾病患者。

血清 CEA 检测胃癌的灵敏度和特异度不高，约有 25% 的胃癌患者血清 CEA 水平异常，但是随着胃癌分期的升高，CEA 的阳性率也逐渐增加，对于转移性胃癌患者，血清 CEA 可显著升高。很多研究认为治疗前的血清 CEA 水平与患者预后相关，CEA 水平高提示预后不良，生存期短。除了判断预后，血清 CEA 水平的变化还可以用来评估根治性手术的治疗效果以及化学治疗的效果。此外，术后

CEA 降低的患者若在复查中发现 CEA 水平连续升高则提示胃癌可能发生了复发或转移。

（杨合利）

34. 什么是肿瘤标志物 CA19-9

CA19-9 是一种糖蛋白类抗原，其主要成分为单涎酸神经节苷脂，在血清中以黏蛋白的形式存在，血清 CA19-9 的正常值应 <37.00U/ml。除了肿瘤细胞，CA19-9 也可存在于正常组织细胞内，因此一些良性胃肠道疾病如肝炎、胆囊炎、胰腺炎、胆道阻塞也可发生 CA19-9 水平的一过性升高。CA19-9 在胰腺癌的诊断中有较高的敏感性和特异性，而在胃癌、肝癌、食管癌、卵巢癌、淋巴瘤、乳腺癌的阳性率较低。胃癌的 CA19-9 阳性率约为 27%，其与肿瘤的浸润深度、淋巴结转移、远处转移相关。有研究认为 CA19-9 升高与肝转移密切相关，60.7% 的术后肝转移患者可有 CA19-9 水平升高，因此 CA19-9 或为肝脏复发的独立预后因素。

（杨合利）

35. 什么是肿瘤标志物 CA24-2

CA24-2 是一种唾液酸化的糖类抗原，属于一种肿瘤相关抗原。CA24-2 表达于人胰腺导管细胞和结肠黏膜的上皮和杯状细胞，当发生消化道肿瘤时，其在血清中的含量升高。CA24-2 在胰腺癌和结直肠癌中有较高的敏感性和特异性，分别有 86% 和 62% 的阳性率。胃癌的血清 CA24-2 阳性率有限，为 13.5%~26.1%。血清 CA24-2 的阳性率随着胃癌的肿瘤分期增加而升高，其与肿瘤细胞的分化程度以及组织学类型无关。

（杨合利）

36. 除了胃癌，哪些疾病也可以出现上腹疼痛

可以引起上腹部疼痛的疾病有很多，胃癌仅是其中一种。出现腹痛后需要进行仔细鉴别，明确病因，这样才能得到妥善治疗。如下列

· 50 ·

出的是一些常见的可能导致上腹部疼痛的疾病：

（1）急腹症：急腹症不同于胃癌，它往往起病急骤，进展快。常见的急腹症包括消化性溃疡穿孔、急性胆囊炎等。对于急性腹痛，必须首先考虑是否由常见的急腹症导致，一旦确诊必须积极处理，避免延误病情，造成严重后果。

（2）消化性溃疡：消化性溃疡是常见的消化系统良性病变，典型表现为慢性病程、周期性发作的上腹疼痛，上腹痛可使用抑酸剂缓解。但应注意，有典型溃疡样上腹痛症状者不一定是消化性溃疡。此外，部分消化性溃疡患者症状不典型甚至无症状，因此单纯依靠病史难以做出可靠诊断。对于初诊为胃溃疡的患者，必须在完成正规疗程后进行胃镜复查，溃疡缩小或愈合不是鉴别良恶性溃疡的最终依据，必须重复活检加以证实。

（3）胆道系统疾病：肝胆系统的神经支配节段和胃基本一致，因此疼痛部位相仿，而且胆囊结石、慢性胆囊炎的人群发病率高，在诊断胃癌的患者中伴发慢性胆囊炎、胆囊结石也非少见。超声检查简单方便、无痛苦，常为临床首选的检查方法，而且超声对胆囊疾病诊断的敏感性和准确性高，而对胃肠道等空腔脏器疾病检出率低，临床上因确诊胆囊结石、胆囊炎而遗漏同时伴发的胃肠道肿瘤的情况并不少见，在行胆囊切除时发现胃癌者也非罕见。

（4）胰腺病变：慢性胰腺炎和胰腺肿瘤引起的腹痛位于中上腹深处，可偏左或偏右。起初为间歇性，后转为持续性，餐后加剧，用解痉止痛药常难以缓解疼痛，疼痛在夜间或仰卧或脊柱伸展时加剧，俯卧、蹲位、弯腰坐立或蜷膝侧卧位可使腹痛减轻，腹痛剧烈者常有持续腰背部剧痛。血清和尿液淀粉酶、腹部超声、CT 等检查有助于鉴别。

（5）慢性阑尾炎：阑尾炎早期疼痛在脐周或上腹部，是内脏性疼痛，常伴有恶心、呕吐症状。随着疾病的发展，持续而强烈的炎症刺激相应脊髓节段的躯体传入纤维，出现牵涉痛，腹痛也由脐周转移至右下腹。当炎症进一步发展波及腹膜壁层时，则出现躯体性疼痛，程度剧烈，伴以压痛、反跳痛及肌紧张。急性阑尾炎典型症状为转移性右下腹痛，起病时出现上腹部疼痛，但压痛限于麦氏点，血常规检查白细胞计数增高，超声检查可发现阑尾增粗、水肿，阑尾周围积液等表现。

（吴晓江）

37. 什么是肿瘤的分期

为了描述恶性肿瘤的严重程度及转移情况，学界针对不同肿瘤类型制定了相应的肿瘤分期方法。有了国际统一应用的肿瘤分期后，不同科室、不同国籍的医生都可以毫无歧义地传达患者信息、交流病情，做出预后判断，为患者制订最有效的治疗方案。目前广为认可和应用的是美国癌症联合委员会编写的 TNM 分期，该系统基于以下三方面进行评估：

（1）T：代表原发性肿瘤的大小、范围或脏器的浸润深度。

（2）N：代表是否存在肿瘤邻近区域淋巴结转移，以及转移的程度。

（3）M：代表是否存在原发病灶以外的其他器官组织的远处转移。

T、N、M 这三个维度可以进一步用数字分级，用来表示每个维度的严重程度。如 T 的分级包括 x、1、2、3、4；N 的分级包括 x、0、1、2；M 的分级包括 0、1，数字越大则表示严重程度越重，其中 x 代表严重程度不能确定。将 T、N、M 三者结合起来，就可以较好地反映出恶性肿瘤在体内的状况。医生可以根据不同的肿瘤分期为患者制订相应治疗方案，让患者最大程度获益。

（吴晓江）

38. 胃癌是如何分期的

患者在进行胃镜和相关影像学检查后，医生会结合患者的病理及影像学检查结果对病情进行分期。通常，在手术切取肿瘤前，医生主要依靠患者术前的影像学检查结果进行分期，这种分期称为临床分期。在手术后，由于患者获得了详尽的病理学检查结果，此时主要依靠病理结果进行疾病分期，称为病理分期。那么，胃癌是如何分期的呢？我们知道，胃壁由内而外共有四层，分别为黏膜层、黏膜下层、肌层和浆膜层。在 TNM 分期中，$T_1 \sim T_4$ 反映的就是胃部肿瘤由内而外的浸润深度。胃癌是一种易于通过淋巴结转移的癌症，临床工作中，胃癌的根治性手术要求淋巴结的切取数目不少于 15 个，以帮助判断肿瘤浸润周围淋巴结的状况，根据转移淋巴结数量的不同分为 $N_1 \sim N_3$。最后是远处器官的转移状况，若存在转移则为 M_1，不存在转移则为 M_0。根据 TNM 不同的程度提示早、中、晚不同的分期。目前临床常用的胃癌分期标准是由国际抗癌联盟 / 美国癌症联合委员会（UICC/AJCC）制定的 TNM 分期。表 1 是最新版胃癌 TNM 分期标准（第 8 版）。

表 1　胃癌 TNM 分期标准

分级	含义
原发肿瘤（T）	
T_x	原发肿瘤无法评估
T_0	切除标本中未发现肿瘤
T_{is}	原位癌：上皮内肿瘤，未侵及黏膜固有层
T_{1a}	肿瘤侵犯固有层或黏膜肌层
T_{1b}	肿瘤侵犯黏膜下层
T_2	肿瘤侵犯固有肌层
T_3	肿瘤穿透浆膜下结缔组织，而尚未侵犯脏腹膜或邻近结构
T_{4a}	肿瘤侵犯浆膜（脏腹膜）
T_{4b}	肿瘤侵犯邻近结构
区域淋巴结（N）	
N_x	区域淋巴结无法评估
N_0	区域淋巴结无转移
N_1	1~2 个区域淋巴结有转移
N_2	3~6 个区域淋巴结有转移
N_3	7 个及 7 个以上区域淋巴结有转移
N_{3a}	7~15 个区域淋巴结有转移
N_{3b}	16 个及 16 个以上区域淋巴结有转移
远处转移（M）	
M_0	无远处转移
M_1	存在远处转移

当无远处转移（M_0）时，根据不同的 T 和 N 分期（表 2 横纵列表中不同的 T、N 组合），可以得出最后的分期。如 pT_2N_1 为 ⅡA 期，pT_3N_2 为 ⅢA 期，$pT_{4b}N_{3b}$ 为 ⅢC 期。

表 2　T 和 N 与胃癌分期

	N_0	N_1	N_2	N_{3a}	N_{3b}
T_1	ⅠA	ⅠB	ⅡA	ⅡB	ⅢB
T_2	ⅠB	ⅡA	ⅡB	ⅢA	ⅢB
T_3	ⅡA	ⅡB	ⅢA	ⅢB	ⅢC
T_{4a}	ⅡB	ⅢA	ⅢA	ⅢB	ⅢC
T_{4b}	ⅢA	ⅢB	ⅢB	ⅢC	ⅢC

注：①为了分期更加准确，手术中切除的区域淋巴结数目应该≥16 个，最好≥30 个；②只要存在远处转移（ M_1 ），则疾病分期为Ⅳ期，无论 T、N 的情况如何；③如果病理诊断为非上皮性肿瘤，如淋巴瘤、肉瘤、胃肠道间质瘤等，则不适用于本分期。

（何流）

39. 什么是肿瘤的"高""中""低"分化

胃癌的病理报告中通常会表述胃癌细胞的分化情况，如"高分化""中分化""低分化"，那么这代表什么意思呢？其实，"分化"是一个生物学名词，主要用来形容细胞的发育。在人的胚胎时期，人体内的各种细胞大多数起源于原始干细胞，这些干细胞在发育过程中逐渐成熟，并且逐渐发育成形态结构、功能特征各不相同的细胞类群，这个过程就是细胞分化。人体的原始干细胞可以分为胃黏膜上皮细胞、肌细胞、免疫细胞、神经细胞等，这些细胞在人体复杂而精细的调控下，组成胃黏膜、胃壁肌层、免疫网络及神经调控网，从而在人体中发挥迥异的功能。肿瘤细胞同样存在分化，只是这种分化通常存在各种错误和缺陷，分化的结果是这些肿瘤细胞与相对应的正常细胞在结构和 / 或功能上存在差异。在肿瘤的病理学概念里，某部位的肿瘤细胞相较于原本在这个部位正常细胞的相似程度越高，则它的分化程度也就越高。分化高的肿瘤细胞在生物学行为上更趋近于良性细胞。反之，分化程度低说明肿瘤细胞与相应的正常细胞在结构和功能上差异很大，这样的癌细胞也更可能出现疯狂无序的异常增长，表现出更多恶性肿瘤的生物学行为。

在胃癌中，肿瘤细胞的分化程度与患者的疗效、预后有一定的相关性。但是，分化情况只代表了肿瘤特性的一个方面，仅凭肿瘤细胞的分化程度还不能全面地评估肿瘤的所有性质。不能完全依赖癌细胞的分化情况来评判患者的预后。胃癌患者的预后还应结合肿瘤的临床分期、基因类型等情况综合评估。

（苏昊）

40. 病理报告中的"免疫组化"是什么意思

免疫组织化学（简称"免疫组化"）是免疫学和传统组织化学相结合的产物，它通过抗原抗体反应使标记抗体的显色剂与细胞内的特定抗原相结合并显色，从而达到对细胞抗原定位、定性以及定量的目的。

胃癌细胞及其间质细胞中含有的部分蛋白对于判断肿瘤的类型、活跃程度、预后以及预判肿瘤对药物治疗的敏感程度有着重要的意义。通常，手术取得胃癌组织后会利用免疫组化技术检测这些蛋白在胃癌标本中的表达情况。胃癌常检测的免疫组化项目包括：HER-2、EGFR、Ki-67、PD-L1、VEGFR、MLH1、MSH2、MSH6、PMS2 等。

HER-2：用于预测癌细胞对曲妥珠单抗的敏感性和患者预后。

EGFR：用于预测癌细胞对相应靶向药物的敏感性。

Ki-67：用于判断癌细胞的增殖活性和对化学治疗的敏感性。

PD-L1：用于预测肿瘤对免疫治疗的敏感性。

VEGFR：用于预测肿瘤对相应靶向药物的敏感性。

MLH1、MSH2、MSH6、PMS2：均为错配修复蛋白，用于预测肿瘤对化学治疗、免疫治疗的敏感性，还可用于判断胃癌的预后情况。

（苏昊）

41. 检测 HER-2 的临床意义是什么

HER-2 基因位于人类 17 号染色体长臂，是一种原癌基因。其编码的 HER-2 蛋白为 I 型跨膜生长因子受体酪氨酸激酶。HER-2 蛋白主要与 HER/erbB 家族的其他成员结合。HER-2 蛋白在细胞增殖、分化和存活等的信号传导调节过程中起着重要的作用。临床中常常应用免疫组化和荧光原位杂交技术判断 HER-2 蛋白的在癌细胞中的表达状态。研究显示胃腺癌中 HER-2 蛋白过表达的比例约为 12%~22.1%。

检测 HER-2 蛋白表达情况的临床意义在于判断胃癌对靶向治疗药物——曲妥珠单抗的敏感性。一项大规模Ⅲ期国际临床试验结果表明，一种人源性 HER-2 抗体 Trastuzumb（曲妥珠单抗，商品名为"赫赛汀"）联合化学治疗可以明显延长 HER-2 阳性胃癌患者的总生存期和无进展生存期。基于此临床试验结果，目前在临床中胃癌患者应常规进行 HER-2 状态的检测，并且推荐将曲妥珠单抗作为 HER-2 阳性晚期胃癌的一线治疗用药。

（张霁）

42. 如何解读病理报告中 HER-2 的检测结果

对切下的胃癌组织进行病理诊断时会常规检测肿瘤的 HER-2 状态。

在病理结果报告单中，可以看到 HER-2 的免疫组化结果，如果免疫组化检测显示 HER-2（+++），则可以直接判定为 HER-2 阳性。如果免疫组化检测显示 HER-2（++），应进一步进行原位荧光杂交（FISII）实验以明确判断。如果免疫组化检测结果 HER-2（+）或 HER-2（-），则判定为 HER-2 阴性。

（张一楠）

43. 什么是微卫星不稳定性（MSI）

微卫星（microsatellite）是遍布于人类基因组中的短串联重复序列，有单核苷酸、双核苷酸或高位核苷酸的重复，重复 10~50 次，这种重复的特性使其在复制过程中容易出现错配。微卫星状态包括高度不稳定、低度不稳定和稳定 3 种状态。微卫星不稳定性（MSI）是指肿瘤细胞内基因复制错误引起基因组中重复序列次数的增加或丢失。

研究表明，MSI 是由错配修复（MMR）基因发生缺陷引起的，MMR 是一个安全保障体系，它能识别 DNA 合成过程中的碱基缺失、错配、插入等现象，并对错误进行修复，从而降低细胞基因组的突变程度。MMR 系统主要包括 4 种基因，分别为 *MLH1*、*PMS2*、*MSH2*、*MSH6*，如果上述基因发生突变，则可能导致 MMR 系统功能缺陷，不能准确识别和修复错误的 DNA，最终导致基因组出现微卫星不稳定。临床中常用免疫组化法检测 MMR 状态（包括 *MLH1*、*PMS2*、*MSH2*、*MSH6*），进而推测肿瘤基因组的微卫星状态，为临床诊治提供指导。

此外，直接用聚合酶链式反应（PCR）检测微卫星标志物（*BAT25*、*BAT26*、*MONO27*、*NR21* 和 *NR24*）的基因表达情况也可以证实胃癌的微卫星状态。

（张一楠）

44. 检测肿瘤微卫星状态的意义是什么

（1）判断预后：研究表明，微卫星状态与胃癌患者的预后相关，其中微卫星高度不稳定性（MSI-H）是胃癌患者预后良好的一个标志物。

（2）指导肿瘤化学治疗：研究结果显示，MSI-H 的患者并不能从辅助化学治疗中获益，因此在化学治疗前应当了解肿瘤的微卫星状态，进而判断患者是否适合采取化学治疗。

（3）指导肿瘤免疫治疗：研究表明 MSI-H 或错配修复缺失（dMMR）导致肿瘤体细胞突变数量增加，进而诱发先天性抗肿瘤免疫反应，也就会对 PD-1/PD-L1 抑制剂治疗敏感。因此，目前肿瘤患者在接受免疫治疗前，需要检测肿瘤微卫星状态或 MMR 情况。

（范彪）

三、胃癌的治疗

1. **胃癌有哪几种治疗方法**

随着医学水平的不断提高，癌症的治疗方式也在不断发展更新。和其他肿瘤一样，胃癌的治疗包括手术治疗、化学治疗、放射治疗这三种传统的治疗方法，此外，近年来兴起的靶向治疗、免疫治疗也在胃癌治疗中崭露头角，显示出不错的治疗效果。在传统治疗手段的基础上，结合新近出现的治疗方法，使胃癌的疗效得到了进一步提高。

（1）手术治疗：胃癌手术是治疗胃癌的主要手段，包括传统的开腹手术、腹腔镜手术以及内镜下手术切除。手术是目前唯一可能治愈胃癌的治疗方式。

（2）化学治疗：简称"化疗"，对于一些符合条件的患者，术前辅助化学治疗可以缩小肿瘤范围、降低肿瘤负荷，使原本有切除难度的肿瘤变得更易于切除，提高患者生存期。根治性手术治疗后的辅助化疗可以消灭潜在的微小胃癌转移灶，提高手术的治愈率。对于晚期、没有手术机会的患者，化学治疗可以控制肿瘤的进展，提高生活质量，延长生存时间。

（3）放射治疗：简称"放疗"，部分患者手术未能完全清除病灶，尤其在肿瘤分期较晚、淋巴结清扫范围有限的情况下，放疗可以帮助消灭残余病灶。对于转移性胃癌的患者，放疗可以减轻局部梗阻、缓解疼痛。

（4）靶向治疗：近些年，靶向治疗药物在一些恶性肿瘤的治疗中展现出不错的疗效。对于胃癌，现在也有一些靶向药物可供使用，如曲妥珠单抗等，大量临床实践提示，晚期胃癌患者接受化疗联合靶向治疗可以有效地提高疗效。

（5）免疫治疗：免疫治疗是当今肿瘤学的重大突破之一，其中针对免疫检查点的治疗最为热门，2018 年的诺贝尔生理学或医学奖就颁发给在这一领域做出了突出贡献的科学家。目前，临床上已经开始使用 PD-1/PD-L1 免疫检查点抑制剂进行胃癌的免疫治疗，并已展现出良好的治疗效果。除此之外，生物反应调节剂如卡介苗、香菇多糖等，细胞因子如白介素、干扰素、肿瘤坏死因子等，以及过继性免疫治疗如淋巴细胞激活后杀伤细胞（LAK）、肿瘤浸润淋巴细胞（TIL）等也应用于胃癌的治疗。

胃癌的治疗强调个体化。能否手术，什么情况下使用化疗、放疗以及免疫治疗等都需要经过严谨的检查、评估方能确定。

（季科）

2. 月经期患者能接受手术吗

月经期患者脱落的子宫内膜含有较多纤溶酶原激活物，血液中纤维蛋白溶解系统活动增强，容易导致出血量增多，而出血是每个外科医生都不愿遭遇的情况，所以遇到月经期的女性，除非是急诊手术，通常并不急于实施手术。

（季鑫）

3. 手术前患者为什么需要"禁食禁水"

禁食禁水是指禁止进食、饮水。手术前通常都会要求患者禁食禁水，其目的主要在于排空胃内的食物残渣和消化液等，避免术中、术后发生呕吐，导致胃内容物误吸入肺。由于一些麻醉药物可以刺激消化系统，手术操作也可能对腹膜或内脏造成刺激，这些因素都可能造成患者呕吐，而麻醉状态下，患者气道对异物的防御性反射消失，呕吐物可误吸入气道引起阻塞或吸入性肺炎，严重时可能危及生命。对于胃癌患者，胃内残存的消化液可能影响术者的操作，也会增加腹腔感染的机会，因此患者更应严格在术前禁食禁水。

正常人胃内物质排空需要 4~6 小时，当情绪激动、恐惧、焦虑或疼痛不适时，可导致胃排空速度减慢，因此成人一般在手术前 8~12 小时开始禁食，以保证胃的彻底排空。一些患者在术前瞒着医生和护士进食、饮水，这样做非常危险，可能导致术中误吸，进而造成窒息乃至死亡的严重后果。如果患者没有严格遵守术前禁食禁水的要求，为了手术安全，应当推迟手术时间，待准备妥当后再行手术。

（季鑫）

4. 什么是术前备皮

备皮是指对拟行外科手术的患者进行手术区域清洁的操作，有时需要将手术部位皮肤的毛发去除。备皮的目的是在不损伤皮肤完整性的前提下，减少皮肤细菌数量，降低手术后切口感染率。外科术前备皮大体分为剃毛备皮法和不剃毛备皮法两类。剃毛备皮法简单易行，但可能造成皮肤损伤，成为细菌繁殖的基地和感染源。自20世纪80年代起，在欧美及日本等国家和地区已开始普遍选用不剃毛备皮法。其中不剃毛备皮法又可以分为脱毛剂备皮法、推毛备皮法以及清洁剂清洁法三种。目前认为，除非毛发妨碍手术操作，否则无须剃除毛发。如必须剃除毛发，则应使用专用的备皮器或者脱毛剂，并且尽可能选择靠近手术开始的时间进行备皮，通常是术前一天。此外，除了清理手术区域的皮肤，还建议患者在术前一天修剪指甲、剃须、洗头、洗澡。

（宗祥龙）

5. 手术当天需要患者做哪些准备

术前不可化妆，不能涂抹口红、指甲油，否则会影响医生术中观察患者的末梢血液循环情况。进入手术室前应当摘下单个的活动性假牙，以免麻醉插管时脱落阻塞呼吸道，造成窒息。整口的假牙不用摘掉，戴着还可以保护牙龈，起支撑作用。贵重物品如戒指、项链、钱包、手表等应交由家属保管。术前应取下身上佩戴的金属物品，避免使用电刀时出现异常放电，灼伤患者。如患者合并哮喘，应携带平时使用的吸入性的气道舒张药物进入手术室备用。患者进入手术室前，可先去厕所排空大小便。患者如佩戴助听器，可带入手术室，以便与手术室工作人员沟通，助听器可于术前一刻取下。

（宗祥龙）

6. 术前为何需要进行呼吸道准备

全麻时，放置在患者气道里的气管导管可以刺激出很多痰液，再加上患者术后因为伤口疼痛不敢深呼吸、咳嗽、排痰，导致呼吸道分泌物阻塞气道，造成肺不张，这一系列病理性改变最终可以诱发患者产生感染性肺炎并带来严重后果。术前进行呼吸道准备可以在一定程度上减少上述并发症发生的概率。

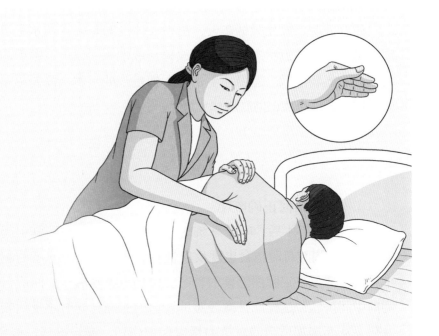

吸烟的患者应该在手术前严格戒烟，以减少上呼吸道的分泌物。术前应充分咳嗽排痰，若有条件，可以进行雾化吸入治疗，进一步改善气道条件。家属也可以为患者叩背以达到震动肺部、松动痰液的目的。叩背时患者可以为侧卧位或坐位，护理者手部五指并拢、近端指关节半曲呈碗状，从第 12 肋水平起，由下向上、左右对称地叩击患者的背部，患者在叩背时应抓住机会配合咳嗽，排出松动的痰液。

（贾子豫）

7. 胃癌患者为何要在术前戒烟

手术对人体是一种创伤打击，术后患者只有尽可能保持良好状态才能顺利恢复。吸烟会对患者的康复带来不利影响，吸烟的患者往往存在气道反应性疾病，导致呼吸系统痰量增加、蓄积，可以诱发术后肺部感染。此外，烟草中的尼古丁及一氧化碳被吸收入血，可以对心功能和血液循环造成不良影响。尼古丁可以升高血压，增加术中出血量和心脏负担，还可能使本来就对手术、麻醉、创伤不堪重负的心脏循环系统雪上加霜。吸烟患者术后的伤口愈合能力也相对减弱，对于经受了胃癌手术的患者，消化道吻合口愈合不良可以产生严重并发症，危及患者生命安全。

　　研究表明，停止吸烟 2 天，蓄积在体内的有害物质水平可以显著降低，身体因吸烟所致的缺氧状态也会有所改善。戒烟 8 周以上，术后的呼吸系统并发症发生率开始显著降低。但癌症手术基本都是限期手术，需要尽早实施，至少在手术前戒烟 2 天，当然，彻底戒掉更好。

（贾子豫）

8. 术后如何正确咳嗽

　　全麻手术后，呼吸系统的分泌物容易堆积在下肺引起肺炎、肺不张，双侧胸腔有时也会出现反应性胸腔积液。此时患者的翻身、叩背、咳痰非常重要，甚至决定肺部感染的转归。胃癌患者术后咳痰时应自己用双手从腹部两侧向中间挤压，这样能够减轻腹部切口的张力，同时感受到咳嗽引起腹腔压力的变化，从而施加适当的对抗力量以保护伤口、减轻疼痛。应用化痰药物、翻身、叩背，能减轻排痰的难度。若患者无法耐受咳嗽引起的疼痛，可予适当镇痛治疗。此外，术后进行深呼吸和吹气球的锻炼有助于肺的复张，降低术后肺炎的发生概率。

（贾子豫）

9. 围手术期如何应用降糖药

　　胃癌患者需在围手术期禁食禁水，营养摄入的方式由从前的经口进食变成经静脉输注营养液，患者从营养液中获取必需的营养物质和能量。胃癌手术后，糖尿病患者通常无法口服降糖药物，并且口服降糖药物不易精确控制输注营养液时的人体血糖水平，因此围手术期主要依靠静脉输注胰岛素来控制血糖。想要在短时间内将血糖控制平稳有一定难度，临床医生通常需要在前几次使用胰岛素时摸索药物的合适剂量，根据监测的血糖结果将胰岛素用量由少向多调整。当术后患者开始进流食、半流食时，医生会逐渐减少输液中胰岛素的用量，并逐步恢复术前使用的口服降糖药物。

（王安强）

10. 什么是全身麻醉

全身麻醉简称全麻。麻醉时，麻醉药经呼吸道吸入、静脉或肌内注射进入体内，产生中枢神经系统的暂时抑制，大脑不能从神经系统接收任何疼痛信号，临床表现为神志消失、全身痛觉消失、遗忘、反射抑制和骨骼肌松弛。

麻醉药物对中枢神经系统抑制的程度与体内药物浓度有关，并且药物浓度可以根据临床需要进行控制和调节。全身麻醉期间，麻醉医生会使用各种设备严密监测患者的生命体征和各重要脏器的功能，适当调整麻醉深度。这种抑制是完全可逆的，手术结束后停止使用麻醉药物，体内残存的麻醉药物可以被代谢分解或从体内排出，患者的神志及各种反射会逐渐恢复。

（王安强）

11. 胃癌手术前还能服用治疗心脑血管系统疾病的药物吗

在手术创伤的打击下，患者在围手术期出现心脑血管意外的风险有所增加。为了保证患者安全，围手术期更应关注患者心脑血管系统的平稳，降压药及治疗心律失常的药物在手术前不要停服，手术当天早晨也要继续服用，这样有利于麻醉医生在术中维持患者的血液循环状态稳定，降低手术风险。

由于抗凝血类药物有可能降低患者的凝血能力，增加手术出血风险，因此抗凝药物通常需在术前停用或者改为其他代谢更为迅速的药物。胃癌围术期对抗凝药的应用有着严格的要求，擅自调整抗凝治疗方案有可能带来严重后果，患者需要咨询主刀医生和麻醉医生如何用药。

（冯梦宇）

12. 什么情况下可以选择消化内镜下的胃癌切除

消化内镜下的胃癌切除术包括内镜下黏膜切除（EMR）和内镜黏膜下剥离（ESD）。只有部分早期胃癌患者在没有淋巴结转移，且病变的大小和位置能够确保完整切除病变时才适用于此种治疗方式。

消化内镜下胃癌切除术的绝对适应证：①病灶直径≤2cm，无溃疡的分化型黏膜内癌；②胃黏膜高级别上皮内瘤变。

　　扩大适应证包括：①不伴溃疡，病灶直径 >2cm 的分化型黏膜内癌；②伴有溃疡，病灶直径≤3cm 的分化型黏膜内癌；③不伴溃疡，病灶直径≤2cm 的未分化型黏膜内癌；④不伴溃疡，病灶直径≤3cm 的分化型黏膜下浅层癌；⑤除以上条件外的早期胃癌，伴有一般情况差，外科手术禁忌或拒绝外科手术者可视为 ESD 相对适应证。

　　目前有充分的证据表明，符合绝对适应证的患者可以从消化内镜下的胃癌手术中获益。而目前尚无充分证据表明，符合扩大适应证的胃癌患者能从内镜下黏膜切除或内镜黏膜下剥离术中获益。

（冯梦宇）

13. 胃癌内镜治疗的禁忌证有哪些

目前我国较为公认的胃癌内镜治疗的禁忌证为：①明确存在淋巴结转移的早期胃癌；②癌症侵犯固有肌层；③患者存在凝血功能障碍。

　　此外，若病灶基底部的黏膜下层与肌层之间形成粘连，则此时行内镜黏膜下剥离术发生穿孔的概率较高，应视为内镜切除的相对禁忌证。但随着内镜操作技术的进步，即使存在粘连也可以考虑行内镜下切除。

（李阳）

14. 内镜下的胃癌手术是怎么完成的

消化内镜下的胃癌切除术包括内镜下黏膜切除（EMR）和内镜黏膜下剥离（ESD），20 世纪 90 年代初，内镜下的胃癌治疗手段只有 EMR，它利用一个"圈套"样金属结构套住病变的黏膜套，然后用通电、收紧的方式将黏膜"电切"下来。一般直径小于 2cm 的黏膜内癌可采用 EMR 术。如果癌肿大于 2cm，则不适用 EMR 术。

　　随后学界在 EMR 手术的基础上开发出了新的 ESD 术。ESD 术可以处理面积更大的病变，处理病灶前，先要使用超声内镜、染色和放大内镜探测肿瘤的边界和深度，然后在距离病灶 3~5mm 处用电凝棒做好标记、确定手术范围，接下来在病变范围的黏膜下注射液体，将黏膜下层与肌层分离，使病灶抬起。最后沿着标记点切开、剥离病变黏膜。

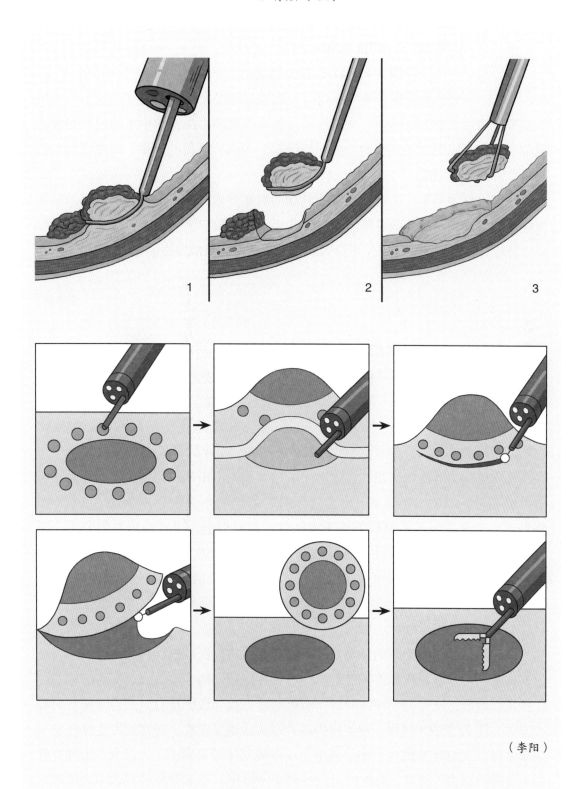

15. 内镜治疗有何优势和不足

内镜治疗的优势：①比起外科手术，内镜治疗的创伤小、出血少，患者术后恢复快；②可以一次性处理多个部位的胃癌病灶；③内镜下黏膜剥离术（ESD）可以完整切除符合条件的黏膜内癌，术中不易使肿瘤细胞播散种植，可以得到较完整的组织病理标本；④维持了胃的容量，对生活质量影响小；⑤医疗费用低。

内镜治疗的不足：①对术前肿瘤分期的判断要求较高，需要明确是否为早期胃癌，如果误判可能导致癌细胞残留；②手术有胃壁穿孔的可能，需急诊行开腹手术补救；③幽门或贲门部位进行大面积黏膜切除后可能发生消化道狭窄。

（李嘉临）

16. 内镜治疗术后并发症有哪些

随着内镜下微创手术的普及，相关并发症的预防和处理也逐渐受到重视。内镜下治疗的并发症主要包括出血、穿孔、术后疼痛等。

出血是内镜治疗中最常见的并发症，主要包括术中出血和术后迟发性出血。文献报道 ESD 的术中出血率为 22.6%~90.6%。胃黏膜下层组织血液供应丰富，操作过程中的注射、切除、剥离均可能导致组织出血。操作中出血可能影响术者的视野，增加手术难度。出血过多时可能需输血治疗，必要时，内镜下无法处理的出血需至手术室行外科手术补救。文献报道，迟发性出血的发生率是 1.3%~11.9%。大多数迟发性出血发生在内镜下治疗后的 48 小时内。治疗结束后，出现以下 4 条中的 2 条即可考虑出现迟发性出血，包括：①呕血、黑便或晕厥；②血红蛋白下降 >20g/L；③血压下降 >20mmHg 或脉率增快 >20 次 /min；④溃疡分级 Forrest Ⅰ或Ⅱa~Ⅱb。

穿孔同样是内镜治疗的并发症，术中穿孔通常与医疗操作有关。患者应当在术前充分禁食禁水，保证胃部排空，为术者提供良好的手术视野。操作时应始终保持视野清晰，及时处理裸露血管，避免过度电凝导致的穿孔。此外，应及时释放向胃内注入的 CO_2 气体，避免胃内压力过大，诱发穿孔。当怀疑发生穿孔又不能确定时，可拍摄 X 线片，如果膈下出现游离气体即可确诊。一旦术中出现穿孔应当立即尝试进行修补，必要时进行外科手术处理。小部分患者在术中内镜下未发现穿孔且无穿孔相关症状体征，但是在术后出现了穿孔的临床表现，即术后迟发性穿孔。术后迟发性穿孔与术中电凝过度、糖尿病患者血糖控制差、病灶位于解剖连接处等危险因素相关。

部分患者在内镜治疗后出现腹痛症状，表现为上腹部隐痛，此症状主要由手术导致的人工溃疡所致。抑酸类药物对人工溃疡所致的腹痛疗效确切。此外，发生腹痛时应排除消化道穿孔。消化道穿孔的疼痛程度重，可有腹膜炎的体征及伴随症状，怀疑消化道穿孔时需立即行腹部 X 线检查或 CT 检查，避免漏诊造成严重后果。

（李嘉临）

17. 胃癌发生梗阻后可以用内镜治疗吗

随着肿瘤体积的增大，一些胃癌患者可以出现消化道梗阻的症状，表现为下咽困难、胃内食物潴留、呕吐等症状。梗阻症状的发生常见于三种情形：①肿瘤生长在贲门部，肿块较小时即出现咽下困难；②肿瘤生长在胃窦部，当肿块较大或靠近幽门时，发生幽门梗阻；③术后吻合口的良性瘢痕狭窄或吻合口复发的癌性狭窄也可导致梗阻症状。以上三种情况均可行手术切除，解决梗阻。但是当患者病期过晚，仅可做姑息性治疗，或者患者一般情况差无法耐受手术时，创伤小、恢复快的内镜治疗是最好的选择。具体操作时可以采用高功率激光灼烧瘤体、合金螺网支架撑开肿瘤等方式重新扩开通路，使消化液和食糜得以通过。

（李嘉临）

18. 术后辅助治疗的目的是什么

根治性手术可以去除肉眼可见的肿瘤及可能含有癌灶的淋巴结转移，但是还有很多肉眼无法分辨的微小肿瘤及肿瘤细胞群不能被手术完全清除。虽然人体免疫系统可以清除残存的癌细胞，但也有一些癌细胞可能会逃离免疫系统的清除，并在一定条件下重新复发增殖。已有大量临床研究表明，术后辅助化疗可以杀伤残存的癌细胞，降低患者肿瘤的复发率，延长患者的生存时间。

（李嘉临）

19. 什么情况下需术后辅助化疗

并非所有患者都适合进行术后的辅助化疗。根据患者胃癌的复发转移概率，病理分期不同、临床情况不同的患者，术后辅助化疗的决策也有差异。

（1）对于根治性手术后，且术前未曾进行放、化疗的患者：①$pT_1N_0M_0$（ⅠA 期）：仅需定期复查，不推荐辅助化疗；②$pT_2N_0M_0$（ⅠB 期）：根据患者是否具有肿瘤复发的高危因素决定是否进行化疗，存在以下任一危险因素，包括年龄低于 40 岁、肿瘤组织学为低分化、存在脉管 / 神经侵犯、淋巴结清扫数目小于 15 枚，都建议进行辅助化疗，若不存在则仅需定期复查；③$pT_1N_1M_0$ 以及Ⅱ、Ⅲ期：推荐辅助化疗。

（2）对于胃癌根治术前就做过放化疗的患者：原则上建议术后继续进行辅助化疗。

（3）对于胃癌姑息性切除术（非根治术，存在癌残留）后的患者：需要同时进行局部和全身治疗，建议术后进行放化疗。

辅助化疗方案包括口服替吉奥 1 年，或奥沙利铂联合卡培他滨 8 周期（6 个月内完成）。化疗始于患者术后体力状况基本恢复正常时，一般在术后 1 个月开始。其他氟尿嘧啶类药物联合铂类的两药联合方案也可考虑辅助化疗应用。有研究提示Ⅱ期患者接受单药与两药联合化疗生存受益相仿，但Ⅲ期患者从多药联合治疗中获益更明显。因此Ⅱ期患者可考虑行单药或两药方案治疗，而Ⅲ期患者推荐行两药联合方案。

（杨合利）

20. 什么是根治性手术

胃癌的根治性手术是指将原发肿瘤、区域淋巴结连同受到肿瘤浸润的组织一并切除的、以治愈胃癌为目的的手术。胃癌的根治性手术包括对早期胃癌采取的内镜下黏膜剥离术、内镜下黏膜切除术以及清扫淋巴结至第 1 站的胃癌根治术。对于进展期胃癌采用清扫淋巴结至第 2 站或以上的扩大手术。根治性手术要求完整切除病灶，对于局限性生长的胃癌，切缘距离癌肿应在 3cm 以上，对于浸润性生长的胃癌，切缘距癌肿应不少于 5cm。

（吴晓江）

21. 根治性胃大部切除的手术范围包括什么

根治性胃大部切除的范围为包括癌灶在内的胃贲门端或幽门端的 2/3~3/4。此外，还要切除全部大小网膜、肝胃和胃结肠韧带、结肠系膜前叶，以及十二指肠第一部分和胃的区域引流淋巴结。

（吴晓江）

22. 如何选择胃的安全切除距离

胃癌是恶性肿瘤，癌细胞可以以肉眼不可见的状态扩散到瘤体周围，手术应确保肿瘤的边缘和切缘有足够的安全距离以期完全去除癌组织。

肿瘤的临床分期不同，切除的安全距离也不同。对于 T_1 期的胃癌，建议切缘至少与肿瘤边缘有 2cm 以上的安全距离；对于 T_2~T_4 期的胃癌，如果肿瘤呈局限性生长则推荐 3cm 以上的安全距离，如果肿瘤呈浸润性生长则推荐 5cm 以上的安全距离；对于食管胃结合部癌或侵犯食管的胃上部癌，如果无法达到上述的切除距离，应在术中进行冰冻病理检查以保证断端没有癌细胞。

（何流）

23. 如何选择胃的切除范围

不同临床分期的胃癌，胃的切除范围是不同的。

（1）T_2~T_4 期的胃癌或有淋巴结转移的胃癌：通常选择标准根治性远端胃切除或全胃切除术。胃远端胃切除术适用于癌瘤位于幽门区和部分位于小弯下部和大弯的胃癌。切除病变后，可以选择将残胃与十二指肠做端端吻合术，或将十二指肠残端闭合，做胃空肠吻合术，重建消化道。全胃切除术适用于癌瘤位于胃体或癌瘤范围超过胃 2/3 的胃癌患者。

（2）$T_1N_0M_0$ 期的胃癌：根据肿瘤位置，除了可选择标准远端胃切除或全胃切除术，也可进行近端胃切除、保留幽门的胃切除术以及胃局部切除等。

（3）联合脏器切除的问题：如果肿瘤位于胃大弯侧且存在第 4sb 组淋巴结转移时，可进行联合脾切除的全胃切除手术。如果肿瘤直接侵犯周围器官，可进行根治性联合脏器切除。

（4）食管胃结合部癌（贲门癌）：根据情况可以选择近端胃切除（＋下部食管切除）或者全胃切除术（＋下部食管切除）。

（何流）

24. 什么情况下可以使用腹腔镜手术

腹腔镜手术比起传统的开腹手术创伤更小，患者的疼痛感轻，恢复更快。腹腔镜远端胃切除术术后恢复期和住院时间较传统开腹手术短，减少了住院和治疗费用。对于临床分期为Ⅰ期的胃癌，腹腔镜可以作为根治性远端胃癌根治术常规实施方式；而对于临床分期为Ⅱ期及以上的胃癌，腹腔镜根治性远端胃切除术可以作为临床研究在大型的胃癌专业治疗机构开展。最新的研究结果显示，腹腔镜手术在局部进展期胃癌的肿瘤根治效果方面达到了开放手术的水平。总之，在应用腹腔镜下胃切除术治疗胃癌时，早期胃癌为最佳适应证；不合并融合淋巴结的进展期胃癌在大型肿瘤诊疗中心也可以作为相对适应证。此外，上腹部曾经做过手术并非腹腔镜远端胃切除术的绝对禁忌证。

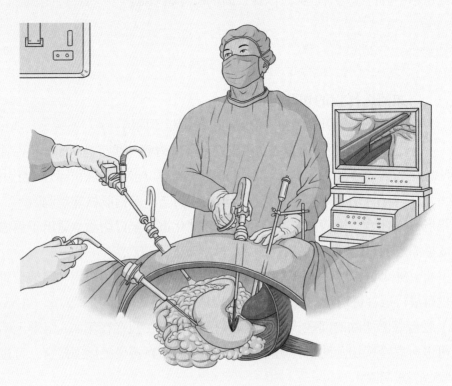

（苏昊）

25. 什么是姑息性手术

姑息性手术并不以治愈癌症为目的，而是以缓解症状、维持器官功能、改善患者生存质量为目的，手术可在一定程度上延长患者生存期。一些肿瘤范围广、周围脏器侵犯严重或有远处转移的患者，此时已不具备进行根治性手术的条件。为了改善患者的梗阻、出血、疼痛症状，解决患者的呼吸、进食或者血液循环等问题而实施的减瘤、造瘘、造口、放置支架和短路手术等，都属于姑息性手术。

（苏昊）

26. 什么是短路手术

短路手术又称转流手术或胃空肠吻合术。一些晚期胃癌患者无法进行根治性手术，此时若肿瘤导致幽门梗阻或即将发生梗阻时，为了改善梗阻症状可选择进行短路手术。短路手术是将梗阻部位以上的胃壁与梗阻段以下的空肠进行吻合，使得进入胃内的食物可以绕过梗阻部位进入肠道。短路手术完成后，患者能够再次经口进食，营养状况和生活质量也能够随之明显改善。

（张霁）

27. 术中腹腔灌洗的目的是什么

手术打开腹腔后，术者在患者腹腔内灌入生理盐水洗涤腹膜及腹腔脏器，然后将洗涤后的生理盐水用容器收集起来送到病理科进行细胞学检查。这一操作的目的在于判断患者腹腔内有无脱落的胃癌细胞。如果细胞学检查见到脱落的癌细胞则表明患者存在癌细胞腹腔转移，也预示疾病预后不良。

（张霁）

28. 什么是腹腔热灌注化疗

腹腔热灌注化疗，顾名思义是指将含有化疗药物的灌注液加热到一定温度后灌注到患者腹腔内进行的抗癌治疗。腹腔灌注这种给药方式使腹腔局部的药物浓度远高于普通静脉化疗可达到的药物浓度，这样既能提高杀瘤效应又可以不导致严重的全身毒性作用。此外，温热效应还可提高肿瘤细胞对某些化疗药物的敏感性，显著提升药物的肿瘤杀伤作用。腹腔热灌注化疗的目的在于清除腹腔内游离的癌细胞、减少肿瘤种植转移的机会，治疗胃癌的腹腔转移及其引起的恶性腹水。

许多胃癌患者术后复发表现为腹腔内种植转移，然而手术对腹腔内的广泛种植转移无能为力。术中腹腔热灌注化疗无论在预防还是治疗腹膜转移或复发方面，均具明显疗效，是一种重要的辅助疗法。

（张一楠）

29. 手术后，家属可以做哪些事情帮助患者

为了减轻手术给患者身心带来的创伤，让患者尽快恢复正常生活及工作，护理过程中往往需要患者家属的配合及参与。在以下几个方面，患者家属能发挥积极作用：

（1）心理疏导：安抚患者焦虑情绪，给予支持和鼓励。认真倾听患者的倾诉，帮助患者舒缓情绪，始终陪伴在患者周围。保持环境干净整洁，提供良好的生活氛围。家属可以配合医生向患者解释病情，告知治疗的必要性，帮助患者克服心理障碍。

（2）术后早期活动：胃癌术后，若无活动性出血或其他特殊情况，患者可早期下地活动。家属可以协助患者先在床边坐起，适应几分钟，没有头晕等不适的时候，再尝试站立、走动。活动前要注意帮助患者整理身上的导管，避免导管折叠、扭曲、脱落。

（3）饮食护理：胃癌术后需要根据恢复情况缓慢过渡饮食。患者应当严格遵循医嘱，切不可擅自进食或饮食过快过急。初期可让患者先尝试饮水，然后再慢慢过渡为流食和半流食。家属应当注意观察患者饮食过渡期间的表现，如果出现发热、腹痛、恶心、呕吐等症状，应当让患者立即停止饮食，并告知主管医生。当患者可以进半流食时，家属可以准备稀饭、藕粉、肉汤等易消化且营养丰富的食物。进食期间要采用少量多餐的方式，避免一次性给消化道过重负担。

（4）手术切口护理：家属陪护时要注意帮助患者保持切口局部清洁、干燥，避免污染敷料。如发现敷料污染、渗湿，伤口感染、化脓、出血等情况应当及时告知医务人员。

（5）引流管护理：引流管是重要的保护装置和观察窗口。它可以帮助患者将体内的积液、坏死组织排出体外。此外，当患者病情发生变化，如发生腹腔感染、出血等情况时，引流液的性状也会出现变化，医生可由此判断病情，及时诊治。家属在陪护时要留意患者的引流管是否已固定好，观察引流管是否通畅，当发现引流量、色、质发生变化时应及时告知医护人员。

（张一楠）

30. 什么是吻合口瘘

吻合口是消化道经手术人工对接的部位，如果吻合口因各种原因未完全闭合导致其内的消化液漏到消化管腔外即为吻合口瘘。全胃切除吻合口瘘的发生率为 0~29.3%。

吻合口瘘发生的原因包括：①吻合端血液供应不足；②吻合口局部张力过大；③吻合口周围引流不畅继发局部感染，吻合口血肿继发性感染，胰液外渗腐蚀吻合口以及吻合口邻近有脓肿形成；④全身营养不良、低蛋白血症、组织水肿影响吻合口愈合；⑤胃肠吻合时缝合针距过大、线结松脱、黏膜外翻等。

吻合口瘘的典型临床表现为弥漫性腹膜炎症状，患者可以有全腹压痛、反跳痛、腹肌紧张、发热，并且可经腹腔引流管引出含胆汁的消化液。如果瘘口较小并且瘘口周边粘连封闭，则症状较为隐匿，可表现为术后发热不退、切口感染、腹壁切口裂开等。

发生吻合口瘘后，应根据瘘的大小、范围，腹膜炎的严重程度选择治疗方案。总体治疗原则包括充分引流、抗感染治疗、维持患者营养状态。发生严重腹膜炎时应在全身治疗的同时尽早剖腹探查、清洗腹腔、处理瘘口。

（范彪）

31. 什么是胃瘫

胃瘫即胃排空障碍，是胃癌手术后常见的并发症之一，国内报道其发生率为 0.6%~7%。胃瘫的临床表现为患者术后胃管引流的胃液量持续增加，或是在拔除胃管并进食后发生腹胀、呕吐。

本病的发病机制尚未完全阐明，目前可归纳为：①精神、神经因素：患者对

手术和疾病预后的顾虑大、精神紧张，合并手术创伤导致胃肠交感神经活动增强
进而抑制胃肠道活动；②迷走神经损伤：胃大部切除术损伤迷走神经干，影响胃
肠道动力；③手术创伤导致残胃和吻合口水肿，局部难以通过胃内容物；④患者
营养状态差、低蛋白血症、既往有糖尿病史；⑤术后胃十二指肠内分泌激素不足，
身体尚未适应而发生胃十二指肠动力障碍；⑥吻合口口径过小，食物经过时导致
组织水肿，影响胃排空。

（范彪）

32. 发生胃瘫应当怎么处理

胃瘫绝大多数由功能性因素引起，一旦发生应当重复和患者沟通，
安抚情绪，消除其紧张和焦虑情绪。本病通常在非手术治疗 2~3 周
内缓解，也有部分患者在治疗 2 个月以上才痊愈。

胃瘫的治疗方式包括：①禁食；②胃肠减压；③肠内、肠外营养支持；④促
胃动力药物治疗；⑤胃镜下空肠营养管置入。

（季科）

33. 胃癌合并呕吐的患者术前应注意哪些问题

当胃部肿瘤侵犯幽门部或引起胃窦排出道狭窄时，食糜无法顺畅下
行而蓄积在胃内，患者可以出现

腹胀、呕吐症状。此时行 CT 检查可见患者胃
内含有大量食物残渣、胃部极度膨隆。长期处
于这种状态将导致胃壁层增厚、黏膜水肿、炎
症、糜烂，此外患者还会因进食不足和频发呕吐
而出现电解质紊乱、低蛋白血症、营养不良、贫血
等并发症。存在胃出口梗阻的患者应
当停止进食、饮水并予插入胃管导
出胃内的食糜、消化液，必要时使
用浓氯化钠溶液洗胃以减轻胃壁水
肿。对于存在电解质紊乱、营养

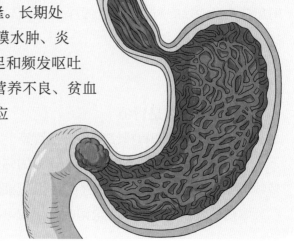

不良及无法进食的患者，应当积极补液纠正电解质紊乱，予足量肠外营养静脉输注，改善患者营养状态。

（李科）

34. 胃癌手术前后留置胃管的原因是什么

胃癌合并幽门梗阻的患者胃内往往蓄积着大量的胃液乃至宿食。如果术前不将胃内容物清空，在麻醉进行气管导管置入时则可能造成胃液反流、误吸入肺的严重后果。此外，胃内蓄积的大量胃内容物可能导致胃壁水肿，进而影响吻合口的愈合，造成吻合口瘘。大量的胃内容物还可能污染手术视野、引发腹腔感染，为手术带来风险。因此，这类患者在术前应当置入胃管充分引流胃液，必要时需要洗胃清除胃内残渣。

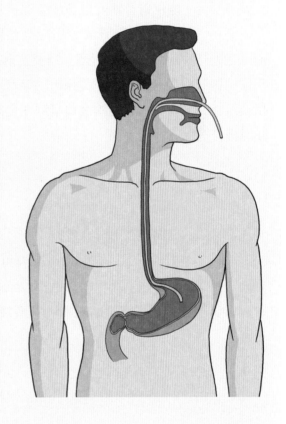

胃癌手术后留置胃管可以有效地将消化系统中的消化液和残存的血液引流出去，预防胃扩张、肠道痉挛，减少吻合口的压力。通过观察胃管引流出的液体的颜色和量，临床医生可以及时发现活动性吻合口出血或消化道出血。

（李鑫）

35. 如何留置胃管

让患者取半坐卧位，选取患者通气顺畅一侧的鼻孔清洁后将石蜡油润滑过的胃管用镊子缓慢轻柔地置入鼻孔，当胃管尖端到达咽喉部（进入 14~16cm）时嘱患者配合进行吞咽动作。若插管过程中出现恶心、呕吐，可暂停插管并嘱患者深呼吸，以分散患者注意力，缓解紧张。置管深度以患者身高为依据，通常为 45~55cm。完成置管后检查胃管是否盘曲在口内、用注射器试探是否可抽出胃液。最后用胶布将胃管固定在患者鼻翼处。

（季鑫）

36. 带胃管时有哪些注意事项

携带胃管期间应当注意保护胃管，避免胃管被意外牵出。胃癌手术后的患者，带胃管时应观察胃管的引流是否通畅，注意引流量及引流颜色的情况。胃管容易堵塞，需要定时使用生理盐水进行冲洗，以保持通畅。正常的胃液中混有胆汁，呈黄绿色，手术后因胃内残留血液或少量渗血，胃液可呈淡红色。当胃管内吸出的液体呈鲜红色时则表示胃内有活动性出血灶，此时应及时报告医生。

（季鑫）

37. 何时可以拔除胃管

患者在胃癌术后第 3~4 天可排气，一般排气后便可拔除胃管。对于胃癌术后胃瘫的患者，当每日胃管内引流量显著减少时可夹闭胃管进行试验，如果患者没有腹胀、胃液能够顺利下行进入肠道，则可考虑拔除胃管。

（宗祥龙）

38. 什么是换药

换药是外科工作中最基本的一项工作，是指对伤口进行清洁、消毒以及更换敷料的操作。换药时，最常用的伤口消毒剂为碘伏（聚维酮碘），它可以维持伤口皮肤的无菌状态，并且对黏膜的刺激性较小。此外，生理盐水、75% 医用酒精等也常在换药中使用，分别用于清洁皮肤、维持局部无菌状态。换药并非简单地清洁、施加消毒药水、更换敷料那么简单，换药的一个重要目的就是观察伤口的愈合情况，查看局部有无红肿、出血、破溃等。手术伤口在

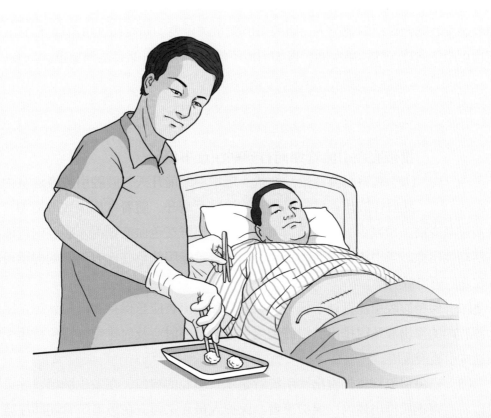

愈合过程中，可能会出现皮下脂肪液化或感染，此时伤口局部会出现红肿、压痛或挤压后有液体从切口渗出等情况。医生在伤口消毒的同时也会检查伤口的愈合情况，对怀疑有问题的伤口，医生会对切口局部进行检查，必要时甚至需要拆除部分缝线，以确认有无皮下积液或感染。伤口换药要求操作者具有一定经验，应当遵循无菌操作并且能够判断伤口愈合情况。伤口换药应当到正规医疗机构请医生操作，切不可在家自行实施。

（宗祥龙）

39. 胃癌手术留置腹腔引流管的作用有哪些

胃癌手术涉及的范围广，包括对众多血管、淋巴的处理，并且需要进行消化道的吻合重建，因此术后早期腹腔内的渗液较多。手术留置腹腔引流管的目的在于将腹腔内的积血、积液及时排出体外，防止腹腔感染。此外，腹腔引流管可以起到"病情指示器"的作用。通过观察引流液的量及性质，医生可以尽早发现患者出现活动性出血、肠瘘以及腹腔感染等情况。在术后发生腹腔感染、吻合口瘘等情况下，腹腔引流管至关重要。如能通过引流管充分引流，病情可能会向较好的结果发展；但如引流不畅，则病情可能会逐渐加重。

（宗祥龙）

40. 携带腹腔引流管期间有哪些注意事项

（1）观察引流液量及性状：手术后的前几天，腹腔引流液通常为淡红血性液体，每日引流量约为数百毫升，随着术后天数的增加，引流液逐渐变清、量减少。若术后引流管持续排出鲜红色血液则提示腹腔内可能存在活动性出血。当引流管内液体变浑浊、带有黄绿胆汁色并伴有臭味则提示可能存在腹腔感染或肠瘘。

（2）保持腹腔引流管处于低位：引流管和引流袋应当保持在低位状态，以帮助腹腔内的渗出液及时排出。引流袋内引流液过多时应及时排空，避免挤压引流袋造成引流液反流。

（3）避免引流管意外脱出：引流管是观察腹腔的窗口，在发生肠瘘、感染时可以将有害物质排出体内，保护患者。医护人员及家属应在患者带管期间注意保护引流管，避免管道意外脱出。

（贾子豫）

41. 何时可以拔除腹腔引流管

胃肠道术后 1~3 天易发生腹腔出血，术后第 7 天前后则是吻合口瘘常发生的时间，在患者饮食过渡顺利且度过上述危险期后可考虑拔除腹腔引流管。此时腹腔引流量较少，呈清亮腹水状。如果患者腹腔引流液性状异常则应保留引流管，积极查明原因。

（贾子豫）

42. 手术为何要留置尿管

插尿管是临床中常见的操作，手术前一般需要留置尿管，这一步骤通常是在手术室患者被麻醉后进行的，患者不会感到痛苦。

留置尿管的原因有以下几个方面：

（1）帮助患者将尿液排出体外。手术过程中，人的肾脏依旧在不停工作、产生尿液，如果手术时间过长，膀胱会过于充盈，发生尿潴留对身体造成损伤。此外，患者术后早期需要从麻醉和手术中恢复，此时不便下地，带着尿管便于他人对患者进行护理。

（2）患者的排尿量是一项重要的生理指标，手术过程中麻醉医师会关注患者的尿量，判断患者的循环状态，对出现的问题给予及时的处理。

（3）通过尿管可以第一时间观察到尿液的颜色，如果术中出现血尿，则提示手术可能损伤了泌尿系统，手术医生可以第一时间发现并修补。

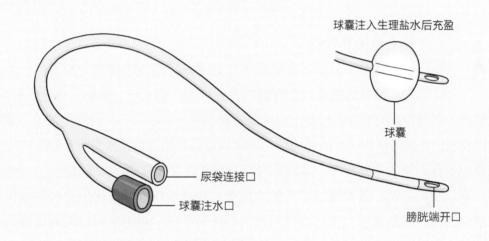

（贾子豫）

43. 留置尿管有何意外风险

留置尿管虽然是一项临床常见的操作，但依然有可能对患者产生不良影响，留置尿管可能发生的意外情况包括如下几项：

（1）尿道损伤：尿管是一个纤细的塑胶管，尿管的尖端部位含有一个球囊，当尿管抵达膀胱合适的位置时，用注射器向球囊内打入适量生理盐水撑起球囊，此时尿管即可固定在膀胱内不脱出。尿管的球囊段未进入膀胱时被提前撑起，则可能使尿道产生撕裂伤。此外，在球囊充盈状态下，大力牵拉尿管也可造成尿道损伤。

（2）尿路感染：留置导尿管属于一种侵入性操作，可能导致泌尿系统发生感染。在插尿管时要保证全过程无菌，对外生殖器及尿道口要充分消毒。带尿管期间应当保证尿管管道通畅，还要避免尿袋悬挂过高发生尿液反流。达到拔除尿管的条件时应尽早拔掉尿管。

（3）拔除困难：尿管是靠其前端的生理盐水球囊固定在膀胱内的，极少数情况下，因产品质量原因可能出现球囊内盐水不能经注射器顺利抽出的情况，导致拔除困难。因此在插尿管前应先试验尿管的球囊性能是否正常。

（4）自行脱落：在极罕见的情况下，尿管球囊可能自行泄掉其内的生理盐水，导致球囊失去固定作用而脱出。必要时需重新留置尿管。

（王安强）

44. 什么是流质饮食

流质饮食，是指本身呈液体状态或在口腔内能融化为液态的一类食物。常见的流质饮食有肠内营养制剂、稠米汤、藕粉、果汁、酸奶、蔬菜汁、肉汤等。流质食物包含一定的营养素且易于吸收，不会对消化系统造成过重的负担。患者可在胃癌术后肠胃蠕动功能恢复后开始进食流质食物。临床中优先推荐患者食用肠内营养制剂，因为肠内营养制剂包含蛋白质、碳水化合物、脂肪、维生素以及矿物质，基本覆盖了人体的需求，并且这些成分的比例是按照身体的需求配制的，其他流质食物可以作为调节口味的补充。对于术后早期的患者，不建议进食牛奶以及豆浆，因一部分患者可能在食用后产生腹胀或腹泻等不适症状。

（王安强）

45. 什么是半流质饮食

半流质饮食是指介于流质饮食和固态食物之间的一种半流质状态的食物，性状稀软，含粗纤维少，利于咀嚼、吞咽和消化吸收。半流质食物对胃肠道的刺激性较小，适用于胃肠道手术后肠道通畅，但功能尚未完全恢复的患者。半流质饮食可减轻消化道负担、刺激肠道蠕动。饮食过渡初期，应每次少量进食，增多进食次数，然后增加每次进食量。

（王安强）

46. 什么是倾倒综合征

胃癌手术后，上消化道的正常解剖关系发生改变。进食后，食物几乎立即进入小肠。这一状况扰乱了正常的消化生理，引起一系列反应，其中最常见的是倾倒综合征。倾倒综合征是胃切除术后偏食、厌食、腹泻、营养不良和体重下降的主要原因之一。

倾倒综合征的临床表现包括进食后虚脱、头晕、乏力、心悸、眩晕、面色苍白、无力、腹部痉挛、恶心呕吐、腹泻等。这些症状与食物进入小肠导致的血糖迅速升高、血容量下降以及消化系统内分泌状态改变有关。

大多数倾倒综合征患者可以通过非手术的方式改善症状，这些方法包括：餐后适当平卧休息，少量多次进餐，减少饮食中高糖、高盐、流质的比例。此外，还可以根据病情应用解痉、降糖、拟交感神经类、消化道激素抑制剂等药物治疗。

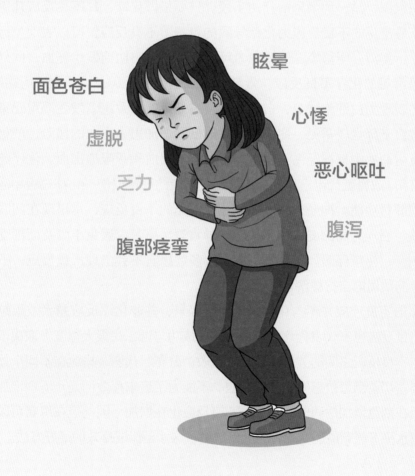

眩晕

心悸

面色苍白

恶心呕吐

虚脱

乏力

腹泻

腹部痉挛

（冯梦宇）

47. 胃癌化疗的禁忌证有哪些

全身状况极差，已有恶病质，预期生存时间小于 3 个月；存在严重感染的患者；心脏、肝、肾功能明显异常的患者；患有精神疾病不能配合治疗者；存在消化道出血、胃肠梗阻、消化道穿孔的患者；处于妊娠状态者；过敏体质，对化疗药物过敏者。

（李阳）

48. 化疗常见的不良反应有哪些

化疗是指应用化学药物杀灭癌细胞的治疗方式。化疗通常通过口服、静脉输液等方式给药，使化疗药物随着血液循环遍布全身的绝大部分器官和组织，是一种全身治疗的手段。只要是做化疗，其不良反应几乎不可避免。临床最常见的不良反应为化疗导致的胃肠道不良反应，可以表现为恶心、腹胀、呕吐、腹泻、便秘等，部分患者可能因肠黏膜出血而发生便血。此外，骨髓抑制也是常见的化疗不良反应，骨髓造血细胞代谢活跃，易受化疗药物的影响，最常见的表现为白细胞减少，白细胞水平过低可能导致患者发生严重感染，此外血小板数目下降也较常见，血小板水平过低会增加患者出血的风险，严重时可能发生危及生命的中枢神经系统出血、胃肠道大出血和呼吸道出血。化疗药物主要通过肝脏和 / 或肾脏代谢出体外，可以出现相应的肝肾损伤，化疗过程中应定期监测患者的肝肾功能。神经末梢炎也是化疗常见的不良反应，常出现在四肢末端及面部皮肤，表现为局部皮肤麻木、感觉异常等。患者应避免手脚及面部受凉，切忌冰冷刺激，注意保暖。化疗过程中，大多数患者不会出现严重反应，不良反应亦多在停药数周内自行缓解。

化疗的不良反应并不与化疗的效果画等号，并非化疗反应越大效果越好，没有化疗不良反应也不代表化疗没效果。化疗成功与否，在很大程度上取决于如何处理疗效与不良反应之间的关系。药物的吸收、分布、代谢、排泄在不同个体中存有差异，要密切监测每位患者的药物反应。不能为了追求疗效而无止境地增加药物剂量。由于在剂量增加的同时，化疗的不良反应也在增加，因此应在患者可以耐受的不良反应水平下兼顾最适合患者的最大剂量，这才是保证疗效的最好方法。

（李嘉临）

49. 化疗发生消化道不良反应该如何处理

消化道不良反应是化疗过程中最常见的不良反应，可以表现为恶心、呕吐、黏膜损伤、消化道出血、腹泻等。临床中应根据病情的严重程度采取相应的处理方式。

患者出现的恶心、呕吐症状除了源自化疗药物对胃肠道的直接刺激外，还有可能是由药物对大脑的呕吐中枢造成刺激所致。严重的呕吐可导致患者电解质紊乱、脱水，部分患者甚至因无法承受痛苦而终止化疗。目前有多种药物可以有效地改善患者的呕吐反应，包括激素、甲氧氯普胺以及众多 5-羟色胺（5-HT）受体抑制剂类药物。此外，因剧烈呕吐发生电解质紊乱后应积极纠正，必要时需静脉补液，亦可通过静脉补充肠外营养制剂改善患者的营养状态。

消化道黏膜损伤在化疗过程中也较常见，表现为口腔溃疡、口腔炎、食管炎等，患者可能因黏膜损伤出现进食疼痛。治疗方面可以口服维生素B6治疗。此外，还可采用局部麻醉药物、口腔溃疡贴等方式对症治疗。患者不能进食时，应进行静脉营养支持。

化疗期间腹泻也是常见的消化道不良反应，一般在大剂量连续化疗时易出现。出现血性腹泻则可能为消化道黏膜破溃出血所致。发生腹泻时应该进行大便常规检查，查明是否存在肠道感染，若为肠道感染则应予抗生素治疗。若为单纯腹泻而非肠道感染，可予止泻药物对症处理。大量腹泻同样可能造成患者脱水和电解质紊乱，必要时需静脉补液治疗。

（李嘉临）

50. 化疗药的剂量是如何确定的

两个使用相同化疗方案的患者，用药的种类相同，但是每种药物的剂量却不见得一样。实际上，医生会根据每位患者的情况计算好相应的药物剂量。化疗药物的剂量通常是根据患者的体表面积决定的，只要知道一个人的身高、体重，由专业的体表面积换算公式转换即可得知他的体表面积，再根据他的体表面积计算出每种药物的具体使用剂量。除了体表面积，医生还要根据患者的重要脏器的功能及一般状态对药物进行调整。

随着个体化治疗观念的深入，从基因水平制订药物剂量也逐渐得到重视，如使用伊立替康进行治疗时，需要检测患者 *UGT1A1* 基因的基因多态性情况，

UGT1A1*28 等位基因纯合子患者在使用伊立替康治疗后发生中性粒细胞减少的风险增加，因此应降低伊立替康的初始剂量，以降低化疗不良反应。随着抗癌药物相关临床研究的不断探索，化疗将在各种预测靶标的指导下，更科学地实现个体化治疗。

（杨合利）

51. "一线治疗""二线治疗"是什么意思

现阶段，一种疾病往往有丰富的治疗手段和药物可供选择，采取怎样的治疗顺序和方案能够让患者获益最大、尽可能延长生存时间及改善生活质量呢？经过临床研究论证和专家讨论，学界针对不同的病情总结出了相应的一线治疗、二线治疗的方案。一线治疗指的是对疾病首次治疗所采取的干预措施，一线治疗的方案往往是对疾病最有效、疗效及不良反应研究最明确的成熟的治疗方案。对于癌症患者，在一线治疗应用几个周期后，癌症往往会对这一治疗方案产生抵抗，此时就应当考虑更换为二线治疗方案，以期重新获得对肿瘤的控制。多数情况下，二线治疗的效果往往劣于一线治疗。

（杨合利）

52. 化疗药 5-氟尿嘧啶、卡培他滨和替吉奥的区别是什么

氟尿嘧啶类抗肿瘤药是胃癌治疗中常用的化疗药物，5-氟尿嘧啶（5-Fu）、卡培他滨以及替吉奥都属于氟尿嘧啶类药物。5-Fu 于 1957 年问世，是第一代氟尿嘧啶类药物，它需要以静脉输液的方式慢速给药，耗时较长。随后，更加便捷的口服式氟尿嘧啶类药物——替吉奥和卡培他滨相继问世。虽然他们同属一个家族，但替吉奥和卡培他滨在成分上有所不同。

替吉奥是第二代口服氟尿嘧啶类药物，由三种成分构成，其中起抗肿瘤作用的是替加氟，它可以在体内转化成 5-Fu 杀伤肿瘤。另两种成分分别是吉美嘧啶和奥替拉西钾，吉美嘧啶有提高 5-Fu 药物浓度的作用，而奥替拉西钾可以在不影响 5-Fu 抗肿瘤活性的同时减轻胃肠道不良反应，缓解患者在治疗期间的不适症状。三者依次以 1∶0.4∶1 的摩尔比组成复方。在国内适用于局部晚期或转移性胃癌。

卡培他滨是第三代口服氟尿嘧啶类药物，由单一成分构成。卡培他滨在体

外相对无细胞毒性，只在细胞内激活（肝脏或肿瘤），通过三级酶链反应转化为5-Fu，具有一定的肿瘤选择性，可以最大程度降低5-Fu对正常人体细胞的损害。在国内适用于结直肠癌、乳腺癌以及胃癌的化疗。

这三种氟尿嘧啶类药物共同的不良反应是骨髓抑制，主要表现为白细胞和/或血小板减少，必要时需用药干预。除此之外，其他常见的不良反应包括胃肠道反应、食欲减退、乏力和疲倦。由于5-Fu通过静脉给药，因此部分患者还可能出现输注部位疼痛、静脉炎等。5-Fu具有一定的心脏毒性，因此用药期间应重视心脏功能的监测。口服卡培他滨可能导致患者出现手足综合征，表现为麻木、感觉迟钝、感觉异常、麻刺感、皮肤肿胀或红斑、脱屑、皲裂等。患者应尽量避免手部和足部的摩擦及接触高温物品或刺激性的物质。口服替吉奥手足部受损的感受相对较小，但是色素沉着较明显。

有大量临床研究对比了两种药物在进展期胃癌、老年晚期胃癌中的疗效及安全性。大多临床试验提示两者疗效相当。在安全性方面，替吉奥的不良反应发生率低于卡培他滨。因此，在临床治疗中，卡培他滨和替吉奥可以互换使用，若患者不能耐受替吉奥或卡培他滨的不良反应，可替换为另一种药物继续治疗。

（吴晓江）

53. 什么是骨髓抑制

骨髓抑制是指骨髓中的血细胞前体细胞的活性下降。血液中的红细胞、白细胞均由骨髓中的干细胞分化而来，人体血细胞消耗速度快，需要骨髓造血前体细胞源源不断快速分裂以供应新鲜的血细胞。造血系统毒性是化疗最常见的不良反应，几乎所有化疗药物都具有骨髓抑制作用。化疗药物在抑制癌细胞增殖的过程中同样可能对骨髓中的血细胞前体发挥抑制作用。白细胞、血小板、红细胞减少可导致并发症：白细胞减少可引起发热和严重的感染，严重的血小板减少可使患者出现出血倾向，红细胞减少会导致贫血。化疗导致的白细胞及血小板数目下降最为常见，且易产生严重不良后果。红细胞减少较少见且相对容易处理。骨髓抑制不但延缓化疗进度、影响治疗效果，严重时甚至可以危及患者生命安全。化疗过程中应当定期检查血液指标，及时发现严重的骨髓抑制，及时处理。日常生活中，接受化疗的患者应注意避免去人多的场所，防止发生交叉感染。避免咀嚼、进食坚硬粗糙的食物，保护口腔黏膜。

　　三种细胞系由全能造血干细胞分化而来，完全分化后的细胞是成熟白细胞、红细胞和血小板（巨核细胞的裂解产物）。造血生长因子是三种细胞系的调节分子。某些造血生长因子已经可以人工合成，使用后可减轻化疗的血液毒性，显著提高化疗的安全性。

（何流）

54. 骨髓抑制的特点是什么

　　因粒细胞平均生存时间最短，约为6~8小时，所以骨髓抑制常最先表现为白细胞数目下降，血小板平均生存时间约为5~7天，其数目下降相对更晚、更轻。不同患者对于化疗药物的耐受性不一样，一些患者完成几个周期的化疗，耐受表现依然良好。而有些患者在第一个周期开始时便出现严重的化疗反应。一般来说，伴随着化疗周期数的增加，化疗药物在体内逐渐蓄积，患者对化疗药物的耐受力也逐渐变差。骨髓抑制在每个化疗周期中出现的时间会提前，程度也会加重。目前认为，粒细胞数目的降低通常开始于化疗停药后1周，在停药后10~14天达到最低点，低水平维持2~3天后再缓慢回升，至第21~28天恢复正常，呈U型。而血小板数目下降比粒细胞数目下降稍晚，通常也在2周左右降到最低值，血小板水平下降迅速，并且在谷底短期停留后即迅速回升，呈V型。对于红细胞，由于其平均生存时间为120天，大大高于粒细胞和血小板，所以其受化疗影响较小，下降通常也不明显。

（苏昊）

55. 化疗出现骨髓抑制应当如何处理

　　目前的共识认为，3度和4度骨髓抑制必须给予医疗干预，而2度骨髓抑制，何时干预可以观察等待，对于何时必须处理目前尚无统一的标准，需要根据患者的病情，制订个体化处理方案。例如：当患者已经完成最后一个周期化疗，此时若出现2度骨髓抑制，则可以暂不处理，定期复查，等待患者自身造血功能恢复。若患者尚未完成全部化疗计划，为了不影响后续的化疗，可以考虑通过针剂或口服升白药物促进骨髓造血，改善患者对化疗的耐受情况。化疗后骨髓抑制的分度如表3所示。

表 3　化疗后骨髓抑制的分度

	正常	1 度	2 度	3 度	4 度
血红蛋白 /g·L^{-1}	≥110	95~109	80~94	65~79	<65
白细胞 /10^9·L^{-1}	≥4.0	3.0~3.9	2.0~2.9	1.0~1.9	<1.0
粒细胞 /10^9·L^{-1}	≥2.0	1.5~1.9	1.0~1.4	0.5~0.9	<0.5
血小板 /10^9·L^{-1}	≥100	75~99	50~74	25~49	<25

对于化疗后粒细胞减少的情况，若为 1 度粒细胞抑制，一般不打升白针，可以考虑口服中成药的升白药物（药效缓慢）或者不用药物治疗；对于 2 度粒细胞减少，如果患者上一周期出现过类似的 2 度粒细胞减少发展为 3 度的情况，则可以考虑使用重组人粒细胞集落刺激因子（G-CSF），即我们常说的"打升白针"，通常需连续用药 3 天；对于 3 度及 4 度粒细胞减少，必须使用"升白针"，一般需连续用药 3 天。完成升白细胞治疗后，可等待 3~7 天后化验"血常规"，明确成熟粒细胞恢复正常后，再恢复肿瘤药物治疗。升白细胞后不立即化验血常规的原因在于：重组人粒细胞集落刺激因子促进骨髓细胞造血，首先会产生大量未成熟的幼稚粒细胞，这些细胞需要经过一段时间的分化，才能成为成熟粒细胞。只有成熟粒细胞的数目恢复正常，进行化疗才安全。

粒细胞是人体抵抗外界病原的免疫细胞，若免疫细胞数量下降，人体抵抗外来病原的能力就会下降。粒细胞减少并伴发热的患者均应使用抗生素预防重症感染。对于 4 度骨髓抑制的患者，无论有无发热，均须预防性使用抗生素。临床中通常使用抗菌谱能够覆盖革兰氏阴性菌和厌氧菌的广谱抗生素，如三代或四代头孢菌素。抗生素通常应在发热消退 48 小时后停用。如果患者为 4 度粒细胞减少但无发热，粒细胞水平恢复至正常后方可停用抗生素。

对于化疗后血小板减少的患者，此时出血风险明显增加，患者生活中应注意避免剧烈活动，防止受到外伤。日常应避免进食过硬的食物，以免造成消化道黏膜损伤出血。避免做增加腹压的动作，注意保持大便通畅、不要用力咳嗽。注意观察患者神志、感觉、运动及呼吸节律的改变，警惕发生致命性颅内出血。当血小板达到 3 度抑制时，应予注射重组人促血小板生成素（TPO）治疗，通常 7 天为一疗程，当血小板计数超过 $50×10^9$/L 可停用，TPO 治疗的不足之处是起效较慢。当患者存在出血倾向或者已经达到 4 度血小板抑制，则应及时输注血小板治疗。

对于化疗后贫血的情况，大多数患者的贫血程度较轻，不需做特别处理。只有当患者血红蛋白低于 80g/L（3 度抑制）时，或者患者出现明显的乏力、气短、心动过速等缺氧表现时，可以给予输注红细胞治疗。对于应用铂类药物的患者，由于此类药物可以影响肾功能，造成肾性贫血，可以给予皮下注射重组人促红细胞生成素（EPO），同时应用铁剂和维生素 B_{12}、叶酸等造血原料进行治疗。

（苏昊）

56. 什么是"肠外营养"

肠外营养是指通过静脉通路将生存必需的水、碳水化合物、氨基酸、脂肪、维生素和微量元素等物质输注到患者的循环系统内，用以维持人体正常的生命活动。肠外营养通常用于胃肠道无法正常工作、营养摄入不足的患者。由于胃癌手术切除了病变的消化道，又对消化道的断端重新进行了吻合，所以术后需要避免消化液流过吻合口，让吻合口充分愈合。这段时间内患者需要禁食禁水，并且用肠外营养提供人体必需的能量。

肠外营养输注不是人体吸收营养的正常方式，所以可能出现一些不良反应。营养液不同于平常的"输液"，它的渗透压较高，会对血管产生刺激作用，需先在

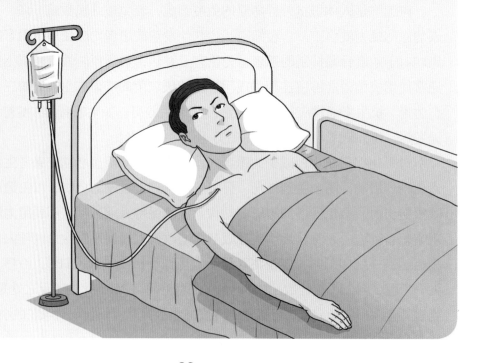

粗大的中心静脉放置导管,然后经中心静脉导管缓慢输注。此外,极少数患者可能对营养液中的氨基酸成分过敏,出现不良反应。留置在体内的输液导管属于异物,因此易于出现细菌定植,引发感染。长期输注营养液可能导致代谢紊乱、胆结石、肝功能异常等问题。因此,当患者的消化能力有所恢复时,应当尽快将肠外营养过渡为其他给养方式。

(张霁)

57. 什么是"肠内营养"

肠内营养是指经口、鼻饲管或者胃肠造瘘管将人体必需的养分供应给人体,常见的肠内营养产品分为营养粉和营养液。营养粉可以根据患者的需求量灵活调配,营养液则无须自己调配,但开袋后保质期较短。肠内营养产品包含人体必需的碳水化合物、氨基酸、脂肪以及微量元素和维生素,各营养素的比例均衡。此外,肠内营养较肠外营养更经济、安全,符合身体自然的消化吸收模式。在临床中应当积极倡导或者创造条件进行肠内营养支持治疗。

部分患者应用肠内营养时可能发生不良反应,如腹泻、恶心、呕吐、腹胀等,这可能是由营养液输注过快、营养液渗透压过高、患者胃肠道功能障碍、消化不良导致。使用肠内营养应当遵循由慢到快,由低浓度到高浓度的原则。糖尿病患者应当使用专用的肠内营养产品,并监测血糖情况。

(张霁)

58. CVC、PICC、输液港分别是什么

胃癌患者在治疗期间需频繁进行各种液体治疗,如果每次都进行血管穿刺,会给患者带来很多痛苦。此外,为患者输注的液体如静脉营养液、化疗药物等具有刺激性,如果长期从外周细小的浅静脉输注上述液体,可能出现液体输注不畅、外渗、浅静脉炎、疼痛等问题。如果我们可以通过一条管路让液体直接到达人体粗大的中心静脉,则能解决上述问题。临床中可选用的中心静脉管路包括 CVC、PICC 及输液港。

CVC 即中心静脉导管(central venous catheter,CVC),是经由颈内、锁骨下、股静脉穿刺将导管插入上、下腔静脉并保留的静脉通路。留置 CVC 的操作难度相

对较小，价格也比其他两种中心静脉通路低。但是 CVC 维护麻烦，容易引发感染，使用寿命最短（2~4 周），舒适性较差且易于脱出。CVC 适合住院期间需要进行短期液体治疗的患者选用，患者通常需在出院前拔除 CVC。

PICC 是从肘部外周静脉插入的中心静脉导管（peripherally inserted central catheter，PICC），操作时选用肘部的贵要静脉、肘正中静脉或头静脉穿刺，将导管从肘部伸入上腔静脉或锁骨下静脉。PICC 置管难度及置管价格高于 CVC。患者可带 PICC 回家，但 PICC 引发感染及血栓的风险依旧较高，患者需每周回到医院维护管路。PICC 在精心维护下可使用 1 年，能满足患者中、长期静脉输液治疗的需求。

输液港（implantable venous access port，IVAP）是完全植入人体内的闭合输液装置，由静脉导管和输液座两部分构成，静脉导管由锁骨下静脉或颈内静脉穿刺置入，尖端抵达上腔静脉，而尾部的输液座需在局麻下由手术埋植于皮肤下。使用时，只需将针头刺入埋植于皮下的输液座即可进行静脉输液或抽血。输液座采用的液态硅胶材质有自动“修复”功能，可以经受上千次穿刺而不发生渗漏。埋植输液港的操作难度比 CVC 和 PICC 高，费用较昂贵，但是带管期间发生感染和血栓的风险最低，维护方便，在输液间歇期只需每月到医院维护 1 次。输液港的寿命与输液座穿刺次数及维护状态有关，理论最长寿命可达 19 年，适用于需要长期进行静脉给药或静脉营养输注的患者。

（张一楠）

59. 为什么胃切除术后容易出现贫血

铁、维生素 B_{12} 等物质是人体造血的必需原料。食物中的含铁化合物大部分并不能被肠道直接吸收，只有经过胃酸消化，从含铁化合物中游离出来的铁才易于被人体吸收。此外，胃黏膜壁细胞分泌的内因子可以与维生素 B_{12} 结合，只有结合态的维生素 B_{12} 才能在下游的回肠中被人体吸收。因此，胃在造血原料的吸收过程中起着很大作用。胃切除术后出现贫血的因素包括：失血、营养摄入不良、铁吸收障碍、残胃胃黏膜萎缩等。患者应定期评估贫血情况，注意补充铁剂、维生素 B_{12} 等造血原料。

（张一楠）

60. 什么是胃癌的多学科协作诊治

近年来，随着人们对肿瘤生物学行为认识的提高，胃癌的治疗模式从单一的手术治疗转变为以围手术期多学科协作组（multi-disciplinary team，MDT）诊治的新治疗模式。MDT 是指两个以上的相关科室组成固定的工作组，针对某种疾病定期举行的临床讨论会议，会上针对每个病例提出个体化的诊断和临床治疗方案。

MDT 讨论可以提高胃癌分期的准确率。由于胃癌的分期不同，治疗方案也有较大的差异，因此准确的分期对胃癌患者后续治疗的选择有着重大的意义。在 MDT 讨论中，医学影像专家可以对患者的 CT、MRI 等检查结果做出专业的分期判断，内镜专家、病理学专家也可以从各自专业的角度给出补充意见。最终，专家们可以根据各学科所提出的意见，在会议上为每个病例做出较为准确的胃癌临床分期判断，进而为具体病例制订下一步治疗方案奠定基础。

在 MDT 会议上，各个专科的专家将根据疾病的诊断、分期并结合患者个人情况制订个体化的治疗方案。胃肠外科专家提出手术时机和手术方式等方面的建议，肿瘤内科专家提出新辅助或转化化疗、临床试验等治疗方案，放射治疗专家和病理学专家、消化内镜专家也可以从各自专业的角度提出合理的建议，最终共同制订出一份最佳的治疗方案。理想的治疗方案可以最大程度地提高治疗效果、尽可能延长患者的生存期，并降低治疗的不良反应、保留脏器功能、改善生活质量。根据文献报道，经 MDT 讨论，早期胃癌诊断率可以由过去的 7.0% 提升至 14.8%，

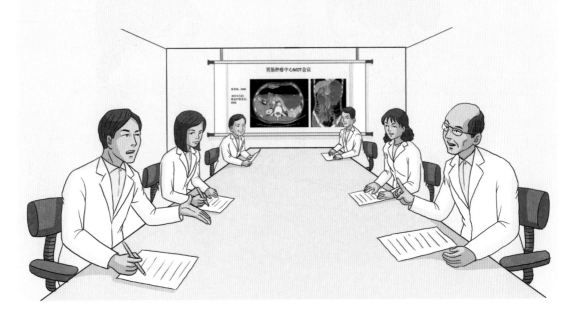

进展期胃癌 5 年生存率由 32.8% 提升至 48.0%，R0 切除（肉眼下癌组织彻底切净、手术切缘在显微镜下未见癌细胞）率由 47.5% 提升至 59.5%。

（范彪）

61. 什么是新辅助化疗

胃癌新辅助化疗，是在胃癌患者手术前进行的化疗，又称术前化疗。

进行新辅助化疗的目的在于使肿瘤缩小、提高手术切除率、改善治疗效果。近年来，新型化疗药物不断出现，新辅助化疗也成为进展期胃癌的研究热点。

围手术期化疗（新辅助化疗 + 辅助化疗）是目前胃癌综合治疗的重要组成部分，已有多项研究证实，与单纯手术相比，手术 + 围手术期化疗可以使肿瘤降期并且提高切缘阴性率。也有多项亚洲的研究显示，新辅助化疗可以显著提高肿瘤缓解率，安全性良好。但是新辅助化疗能否改善胃癌患者的远期生存尚存在争议，早期的研究结果表明新辅助化疗并未明显提高 5 年生存率。此外，部分患者可能对化疗不敏感，在接受新辅助化疗的过程中疾病依然会进展，延误手术时机。

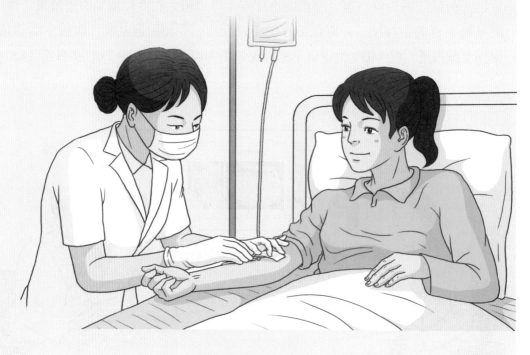

（季科）

62. 新辅助治疗的优点有哪些

（1）新辅助治疗可以降低肿瘤分期，增加肿瘤切除率。

（2）降低肿瘤细胞活性，减少术中肿瘤播散的可能性。

（3）预先得知肿瘤对化疗的敏感性，指导术后治疗方案的制订。

（4）消除潜在微型转移灶，降低术后转移复发的可能。

（5）新辅助治疗可剔除不宜手术治疗的患者。对于部分生物学行为差的胃癌，肿瘤进展迅速，辅助治疗期间即可出现局部广泛浸润和远处转移，这类患者即便行手术切除病情也会很快复发。

（季科）

63. 哪些患者适合进行新辅助化疗

并非所有的胃癌患者都适合进行新辅助化疗。对于远处脏器转移或者广泛腹腔种植的胃癌患者，即使新辅助化疗使肿瘤体积缩小，也达不到根治性手术的指征。而对于早期胃癌的患者，新辅助化疗并不能使患者明显获益，部分患者甚至可能因对化疗不敏感，在治疗过程中疾病继续发展，耽误

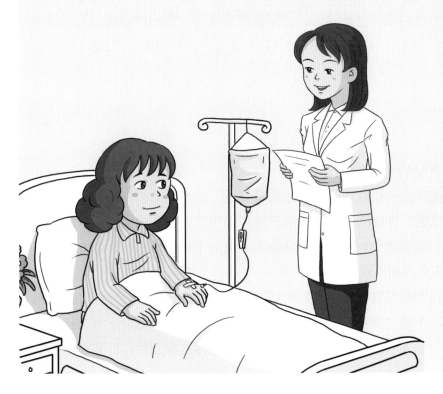

手术。因此一般认为，无远处转移的局部进展期胃癌患者行新辅助化疗较为合适。这些患者有客观可测量的病灶便于评价新辅助化疗效果，并且患者其他脏器的功能可以耐受化疗。此外，在推荐患者接受新辅助化疗时，一定要充分告知新辅助化疗的优缺点。患者既要明白新辅助治疗可能带来的好处，也要了解治疗可能对部分个体无效，有可能延误病情。

（季鑫）

64. 如何评估新辅助治疗的效果

新辅助治疗后可以使用影像学检查判断治疗效果。这些检查包括CT、MRI、超声内镜、PET/CT 等，采用实体瘤的疗效评价标准（RECIST），主要评估原发肿瘤、淋巴结以及转移灶治疗前后的情况。

由于影像学检查存在操作或技术的局限性，有时结果的准确性不能保证，存在评估不准确的情况。例如：有时肿瘤虽然已经明显退缩，但由于 CT 对于粘连软组织的识别准确性不高，因而未能做出准确判断。鉴于影像学检查对新辅助治疗评价存在局限性，我们还会从病理学的角度对治疗效果进行评估。肿瘤退缩分级评分系统（TRG 评分）可以从癌灶肿瘤细胞及其间质的形态、比例等维度从病理的角度对新辅助治疗的效果进行评估，根据显微镜下肿瘤退缩的情况分为：TRG 0 级（完全退缩）、TRG 1 级（退缩良好）、TRG 2 级（部分退缩）、TRG 3 级（无退缩）。

（季鑫）

65. 什么是胃癌的靶向治疗

即使现在肿瘤监测的技术越来越先进、手术技术和传统化疗方案趋于成熟，进展期胃癌的预后仍然不够理想，转移性胃癌患者的 5 年生存率只有 10%。随着我们对胃癌生物学行为以及分子进化认识的逐渐加深，靶向治疗逐渐在临床中得到重视。

靶向治疗是以肿瘤细胞过度表达的某些特定分子作为靶点，设计针对性的阻断剂，利用阻断剂干预这些特定分子的功能。该分子受到干预后，下游的一系列与肿瘤发生、发展相关的信号通路发生了改变，从而达到抑制肿瘤细胞增殖、转

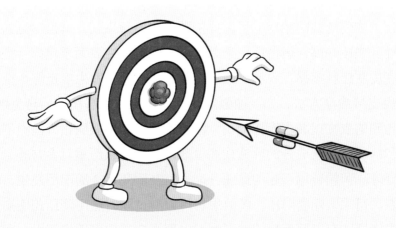

移的效果。目前，针对胃癌的靶向治疗主要可以归纳为几个方面，即针对 HER-2 分子的靶向治疗、针对肿瘤血管生成的靶向治疗、细胞周期阻滞剂等。胃癌的靶向治疗比起其他肿瘤相对落后，针对 HER-2 分子的曲妥珠单抗是现阶段唯一的胃癌一线靶向治疗药物。寻找更为特异的靶点和占主导作用的信号通路是胃癌靶向治疗的研究重点。我们期待未来能开发出更多成熟的胃癌靶向治疗药物，提高胃癌的治疗效果。

（宗祥龙）

66. 胃癌靶向治疗药物有哪些不良反应

针对 HER-2 分子的曲妥珠单抗（赫赛汀）和针对肿瘤血管生成靶点的阿帕替尼、雷莫芦单抗等是胃癌靶向治疗中最常用的药物。

使用曲妥珠单抗时，患者最常见的不良反应有中性粒细胞减少症、乏力、贫血、口腔炎、肩背肌肉疼痛，还可能出现发热、感冒样症状以及腹泻、便秘等消化道症状，小部分患者有可能出现肝、肾损伤，但上述不良反应通常程度较弱，给予对症治疗后多数可以改善。曲妥珠单抗可能带来的最严重的不良反应是心脏毒性，部分患者使用曲妥珠单抗后可能发生中重度心功能不全，因此在决定使用曲妥珠单抗前，医生会重点了解患者既往有无心脏疾病病史，并且进行心电图、心肌酶以及超声心动图检查，对心功能进行全面评估。心功能不全的患者需慎用本药。在治疗过程中，患者也应定期检查心脏功能，如果发生胸闷、憋气、夜间阵发性呼吸困难以及水肿等症状时应停药并到医院治疗，大多数患者在治疗后可以好转。

抗血管生成药物如阿帕替尼可以抑制肿瘤的血管生长，其最常见的不良反应有皮肤毒性、血压升高、蛋白尿、乏力等。皮肤毒性主要为手足综合征，表现为手掌、足底皮肤红肿疼痛、脱屑、皲裂、硬结样水疱。发生手足综合征时可以采用一些对症支持治疗方法，如：加强皮肤护理，保持皮肤清洁，避免继发感染；避免穿着粗硬的衣物以减少摩擦损伤；注意保暖；使用润肤霜或润滑剂，局部使用含尿素和糖皮质激素成分的乳液或润滑剂；如果症状严重且合并感染，需要及时到医院处理。阿帕替尼引起的血压升高通常在服药后2周前后发生，血压升高的程度较轻，可采取药物降压，多数患者可以通过同时服用降压药使高血压得到控制。若患者既往有肾脏疾病或糖尿病，出现蛋白尿的可能性较大，在使用阿帕替尼时，应当密切监测尿蛋白，并且严格控制血压。若出现较明显的蛋白尿，则要酌情调整剂量或停药。阿帕替尼还有可能增加出血风险，凝血功能异常、有出血倾向的患者均应慎用该药物。如果在用药期间出现胃肠道穿孔、严重的伤口裂开、瘘、重度出血、肾病综合征或高血压危象，均应永久性停用本药。

虽然靶向治疗药物总体不良反应发生率和严重程度不高，但仍有一定风险。对于一些可能导致严重后果的不良反应要加以重视和观察，及时与医生沟通，做到早发现早处理。

（宗祥龙）

67. 什么是免疫治疗

免疫治疗是当今肿瘤学最重大的突破之一，其与传统的肿瘤治疗原理完全不同。肿瘤的传统治疗方式是使用药物直接针对肿瘤细胞进行杀伤，免疫治疗则并非通过药物直接杀伤肿瘤细胞，而是通过动员免疫系统让免疫细胞精确攻击癌灶。

肿瘤的免疫治疗分为被动免疫治疗和主动免疫治疗两类，其中主动免疫治疗是主要手段。目前国际上免疫治疗的主要研究方向是免疫检查点抑制剂，其中较为有代表性的药物就是PD-1/PD-L1抑制剂和CTLA-4拮抗剂。美国免疫学家詹姆斯·艾利森（James Allison）和日本免疫学家本庶佑（Tasuku Honjo）因在免疫检查点领域的开创性研究而获得了2018年诺贝尔生理学或医学奖。

（贾子豫）

68. 癌细胞是如何利用免疫检查点逃脱免疫细胞攻击的

癌细胞表面表达的 PD-L1 蛋白和免疫 T 细胞表面表达的 PD-1 蛋白都属于免疫检查点。体内的免疫 T 细胞在正常情况下可以监测并清除肿瘤细胞，然而随着肿瘤的进化发展，肿瘤细胞逐渐产生了伪装能力，利用免疫检查点逃避免疫系统的监测。当肿瘤细胞表面的免疫检查点配体——PD-L1 与免疫 T 细胞表面的免疫检查点受体——PD-1 结合后，T 细胞将减少增殖、失去活性，并失去识别和打击肿瘤细胞的能力，肿瘤细胞也就得以躲过免疫系统的攻击。

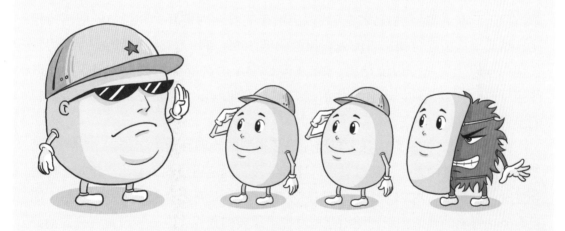

（贾子豫）

69. PD-1/PD-L1 免疫检查点抑制剂的抗癌原理是什么

免疫 T 细胞可以攻击杀伤肿瘤细胞，而 PD-1 是表达于免疫 T 细胞一个"分子刹车"，肿瘤细胞表面的 PD-L1 与 PD-1 相结合则会使免疫细胞失活。PD-1/PD-L1 免疫检查点抑制剂可以通过不同途径抑制两者的结合，从而解除肿瘤细胞对免疫 T 细胞的抑制作用，恢复免疫细胞的活性和肿瘤杀伤能力，从而达到抗癌的目的。

（王安强）

70. PD-1/PD-L1 抑制剂在胃癌治疗中的现状

自 2014 年第一款 PD-1 抑制剂在日本上市，目前已有多种 PD-1/PD-L1 抑制剂在欧美上市，目前临床研究较多的 PD-1/PD-L1 抑制剂有派姆单抗（pembrolizumab）、纳武单抗（nivolumab）。2017 年，基于 KEYNOTE-059 的研究结果，派姆单抗已被美国 FDA 批准用于 PD-L1 阳性即联合阳性分数（combined positive score，CPS）≥1 分的复发性局部晚期或转移性胃或胃食管结合部腺癌的三线治疗。2018 年中国食品药品监督管理局（CFDA）批准了 PD-1 抑制剂纳武单抗在中国上市，其主要治疗适应证是经过系统治疗无效的非小细胞肺癌。随后，一项名为"ATTRACTION-2"的临床研究发现纳武单抗用于亚裔人群胃癌三线或三线以上治疗的安全性良好，并且与安慰剂组相比，纳武单抗治疗可使患者的死亡风险降低 38%，有 61.3% 患者的生存期可延长至两年以上。基于以上结果，2020 年 CFDA 再次批准纳武单抗用于治疗既往接受过两种或两种以上全身性治疗方案的晚期或复发性胃或胃食管连接部腺癌患者。

PD-1/PD-L1 抑制剂的开发应用为很多类型的晚期肿瘤患者带来了治疗的希望，胃癌便是其中之一。通过联合治疗等手段，晚期胃癌的免疫治疗疗效可能得到进一步的提高。PD-1/PD-L1 抑制剂不仅为晚期胃癌患者带来了生存获益，而且有望在胃癌的辅助和新辅助治疗里发挥更重要的作用，进一步改善胃癌的治疗现状。

（王安强）

71. 免疫检查点抑制剂类药物的不良反应有哪些

正常情况下，T 细胞上的免疫检查点起着"分子刹车"的作用，免疫检查点被激活后可以抑制 T 细胞过度活化，降低人体的免疫反应。免疫检查点抑制剂类药物可以解除肿瘤细胞对免疫细胞的抑制作用，激活免疫系统，这一过程也可能发生免疫系统过度激活，从而出现免疫系统攻击人体正常器官和组织的现象。免疫检查点抑制剂类药物的不良反应主要与免疫攻击相关，可以涉及全身各个系统和器官。

（1）皮肤不良反应：是最常见、且最早出现的不良反应之一，多表现为轻到中度的皮疹，伴或不伴瘙痒，一般累及躯干及四肢。

（2）胃肠道不良反应：表现为腹泻、血便、恶心、呕吐、电解质紊乱等。

（3）肝脏不良反应：表现为肝功能异常、黄疸等症状。

（4）呼吸系统不良反应：主要为免疫相关肺炎，临床表现无特异性，常见上呼吸道感染、持续干咳以及呼吸困难。肺炎患者病情可以迅速恶化，因此对所有肺炎表现的患者均应密切随访。

（5）内分泌系统疾病：临床中比较少见，表现各异，包括急性垂体炎症及垂体功能减退、甲状腺病变、甲状腺功能异常、原发性肾上腺功能不全、性腺功能减退等。

（6）肾脏不良反应：表现为肾功能损伤，一般发生在免疫检查点抑制剂治疗后数周至数月。肾小管间质性肾炎是最常见的肾脏不良反应。

（7）心血管不良反应：已报道的不良反应包括心肌病变、心包积液、心律失常、急性冠脉综合征和瓣膜病变等。临床中较为罕见，一旦发生可能造成严重后果。

免疫检查点抑制剂引起的免疫相关性不良反应既可发生在用药期间也可发生在停药后的数周到数月内，少数在治疗结束后一年出现。用药后如果出现异常反应需及时就医。

（冯梦宇）

72. 什么是放疗

放疗即放射治疗，是一种使用高能粒子或射线杀伤恶性肿瘤的物理治疗方法。在强大的放射线照射下，人体内的组织和肿瘤细胞产生电离效应，导致组织和细胞的内部结构遭到破坏，进而阻止肿瘤生长。射线对不同生长状态的细胞的杀伤能力不同，越是生长活跃的细胞，越容易被射线伤害，而肿瘤细胞就属于增殖、生长活跃的细胞，因此肿瘤细胞在放射线照射下最容易被杀死。放疗期望达到的目标是精确地投射射线到肿瘤内，并尽量减少对周围健康组织的损伤，延长生存期，提高生活质量。

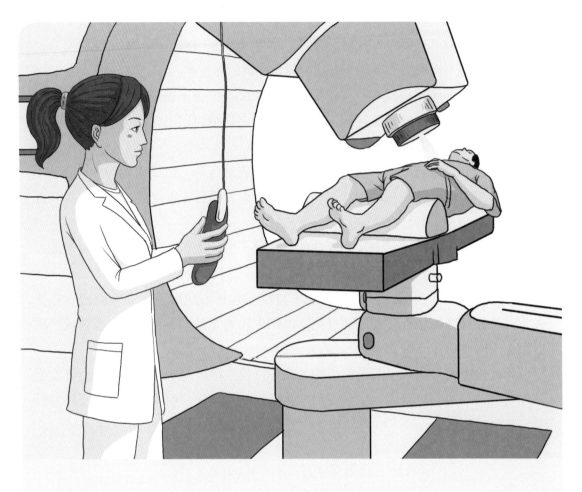

（李阳）

73. 什么是三维适形放射治疗

三维适形放射治疗应用了 CT 模拟定位、三维影像重建和三维立体计算机治疗计划技术。"三维"是指通过 CT 机扫描患区后，在所得的 CT 图像上标示肿瘤组织和正常组织，最后利用图形重建技术，把需要治疗的部位建成虚拟的三维人体模型，在这个三维模型上可以从各个方向观察肿瘤与正常组织的关系。"适形"是指利用多叶光栅控制射线的发射，从而产生与肿瘤形状相适应的放射野。传统的二维放射治疗技术应用铅门准直器控制射线的发射，只能发出长方形或正方形的放射野，而三维适形放射治疗采用多叶光栅发射射线，可以在计算机的设计下发射出和肿瘤形状、大小相当的放射野，因此能使肿瘤在获得足够放射剂量的同时尽可能减少对正常组织的射线伤害。目前，三维适形放疗已经被广泛地应用于全身各类肿瘤的治疗，其治疗疗效优于传统普通放疗，放疗不良反应低于传统普通放疗，已经成为临床肿瘤放射治疗领域最主要的技术手段。

（李阳）

74. 放疗过程中的影响因素有哪些

影响胃癌放疗的因素较多，每次放疗的体位、膈肌呼吸运动、胃体积及胃肠道蠕动等均会对胃癌的放疗产生影响，也包括对胃癌放疗靶区勾画的不一致性。这些因素既有对治疗靶区的影响，也有对靶区周围脏器如肾脏和肝脏的影响，因此限制了胃癌放疗的广泛开展。不过，现今新技术在胃癌放疗中应用的重要性日趋显现。现代较精确的适形或调强放疗使得放射剂量的分布可与治疗靶区的形状高度适形，在治疗靶区外的剂量迅速跌落，从而达到保护周围正常组织的目的。

（李嘉临）

75. 哪些胃癌患者可以进行放疗

胃癌是一种对放射线较为抵抗的腺癌，加之胃的相邻脏器和组织，如肾脏、胰腺、大肠、小肠和脊髓对放射线的耐受能力较差，决定了胃癌的放射治疗只能作为胃癌外科治疗的辅助治疗手段。胃癌的放射治疗主要包括术前放疗、术后放疗以及减症放疗。

无远处转移、可以手术切除或者潜在可切除的局部晚期胃癌（包括 T_3、T_4 期和 / 或局部区域淋巴结转移），采用术前放疗同步化疗或联合诱导化疗可提高根治性肿瘤切除率以及病理完全缓解率，改善长期预后。

对于无远处转移、不可手术切除的胃癌（ T_{4b} 期），可以推荐放疗。

拒绝接受手术治疗或因内科疾病原因不能耐受手术治疗的胃癌患者。

术后辅助放疗适用于以下患者：无远处转移；非根治性切除，有肿瘤残存，切缘阳性；D2 手术术后病理提示 T_3、T_4 和 / 或淋巴结转移；D2 手术术后病理提示淋巴结转移。

对于局部区域复发的胃癌，如果无法再次手术且未接受过放疗，身体状况允许，可考虑同步进行化疗与放疗。

晚期胃癌的减症放疗适应证如下：存在远处转移的胃癌患者，可以通过照射原发灶或转移灶，达到缓解梗阻、压迫、出血或疼痛的目的。

（李嘉临）

76. 如何定位胃癌的放疗范围

术后患者照射范围应包括瘤床、吻合口和部分残胃，可以通过术中留置标记物确定瘤床、吻合口/残端位置。通过腹部 CT、内镜超声、内镜等技术，医生可以确定上述区域范围。肿瘤的原发灶不同，高位淋巴结区以及放疗的范围也应做相应调整。

对于胃近端三分之一、贲门、胃食管结合部原发癌患者，照射野应该包括食管下段 3~5cm、左半横膈膜和邻近的胰体部。高危淋巴结区照射范围包括：邻近的食管周围、胃周、胰腺上、腹腔干淋巴结和脾门淋巴结区。

对于胃中三分之一肿瘤或胃体癌患者，照射范围应包括原发肿瘤及胰体部。高危淋巴结区包括：邻近的胃周、胰腺上、腹腔干、脾门、肝门和胰十二指肠淋巴结。

对于胃远端三分之一、胃窦、幽门原发癌患者，如果累及胃十二指肠结合部，术前放疗的照射野应包括原发肿瘤、胰头及十二指肠第一段和第二段。高危淋巴结照射区包括：胃周、胰腺上、腹腔干、肝门和胰十二指肠淋巴结。术后放疗的照射野应包括胰头和十二指肠残端 3~5cm。高危淋巴结照射区依旧为胃周、胰腺上、腹腔干、肝门和胰十二指肠淋巴结。

制订治疗计划时，还应考虑胃充盈变化和呼吸运动的影响。推荐使用 CT 模拟定位和三维适形放疗技术，有条件的医院可考虑使用调强放疗技术。如使用二维照射技术，应定制挡块减少肝脏、肾脏、脊髓、心脏等正常器官组织的射线吸收剂量，减轻毒性反应。

（李嘉临）

77. 胃癌放疗前需做哪些检查

胃癌放疗前的必备检查项目包括：血常规、尿常规、粪便常规和粪便隐血；肝肾功能、肿瘤标志物；胃镜或超声胃镜检查；上消化道钡餐造影；腹部增强 CT 扫描；胸部 X 线检查；锁骨上和盆腔 B 超。

根据患者情况可选检查项目包括：肺功能、超声心动图；凝血功能；骨扫描；临床需要的其他检查项目。

（杨合利）

78. 什么是放疗增敏剂

决定放疗疗效的因素有很多，其中很重要的一点是肿瘤对放疗的敏感性，也就是肿瘤细胞对射线的杀伤作用是敏感还是抵抗。通常来讲，放射敏感性差的肿瘤总体疗效较差，患者的肿瘤更容易进展、扩散。医学专家一直在努力研究如何提高肿瘤对放疗的敏感性。放疗增敏剂就是一类能够增加肿瘤对放疗敏感性的药物，目前临床上常用的放疗增敏剂有甘氨双唑钠，它属于硝基咪唑类化合物，可将射线对肿瘤乏氧细胞 DNA 的损伤固定，抑制其 DNA 损伤的修复，从而提高肿瘤乏氧细胞对辐射的敏感性，进而提高肿瘤控制率。此外，临床上有时也应用化疗药物来增加肿瘤放射敏感性，但化疗药物不是真正意义上的放疗增敏剂。

（杨合利）

79. 放疗可能出现的不良反应及处理措施

放射治疗在杀伤、抑制癌细胞的同时也会不可避免地损伤部分人体正常组织和器官，人体需要消耗大量能量进行自我修复。此外，频繁往返医院也会给患者的身心带来负担。如果患者在治疗期间感到疲劳则需及时休息，保证充足的睡眠，保存体力。

放疗时，射线需要穿透皮肤到达靶区，因此皮肤可能会在射线的刺激下产生损伤，常见的不良反应包括皮肤干燥、蜕皮，产生烧灼感和刺痒感，部分患者照射部位的皮肤会出现充血、水肿甚至渗液和糜烂。为了更好地保护皮肤、减少不良反应，放疗期间应当穿着宽松、柔软的贴身衣物，避免衣物过紧对皮肤局部造成磨损。不要在照射野内粘贴胶布、涂抹红汞、碘酒、酒精等刺激性物质，不用肥皂等碱性洗剂清洗局部。皮肤出现瘙痒时切不可搔抓，以免造成局部皮肤破损，加重损伤，可采用手掌轻拍局部皮肤的方式缓解瘙痒。如果患者在放疗期间出现皮肤发红、脱皮等现象，可暂停放疗 2~3 日，若皮肤反应较重，发生溃烂、渗液、水肿等现象需暂停放疗，用含抗生素和激素的软膏涂抹患处，也可使用收敛性质的溶液减轻局部症状。皮肤破溃合并细菌感染的患者，若病情较轻，可涂抹红霉素、氯霉素软膏等外用抗生素。若皮肤感染较重，则可静脉注射抗生素治疗。放疗期间及放疗后1年内应当注意对放疗处的皮肤进行日光保护，最好使用衣物进行物理性遮挡，也可以使用防晒霜涂抹局部皮肤。

放疗过程中患者发热也时有发生。究其原因可能有以下几方面，包括：放疗本身造成的组织损伤，尤其是肿瘤组织坏死吸收可引起低热；放疗不良反应引起的血象下降、免疫功能减退，易合并病毒或细菌感染而引起发热；使用化疗或其他免疫增强药物等，也可造成发热。出现发热时，应首先明确原因，以便正确处理。发热后可视程度不同采取相应处理措施。对于38℃以下的发热，可不用退热药物，多饮温开水，注意休息，促其排汗、排尿等保守处理方式，多数患者能耐受并使体温稳定至正常。如体温超过38℃，引起明显头痛或全身不适，应使用阿司匹林、对乙酰氨基酚片等解热镇痛类药物，也可用湿毛巾对头部冷敷进行物理降温，待进一步明确发热原因后再做相应处理。如应用抗生素控制细菌感染，应用抗病毒药物控制病毒感染，或适当调整原来的放疗，化疗方案等。如果体温持续升高达38.5℃以上，应暂停放疗，稳定病情。必要时予静脉输液支持，根据情况应用抗生素及适量糖皮质激素。

胃肠道不良反应在放疗过程中也很常见，主要表现为上腹部不适、恶心、呕吐、食欲减退等，多为放疗造成的胃肠功能紊乱所致，此外，患者精神紧张、忧虑、疼痛等也会加重这些症状。癌症患者摄入充足的营养才能更好地战胜病魔，所以必须重视蛋白质和热量摄入。胃口不好时，可以少食多餐，分多次摄入。另

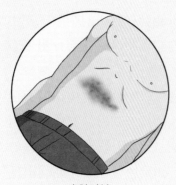
皮肤破溃

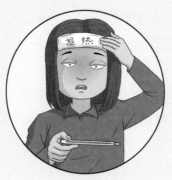
发热

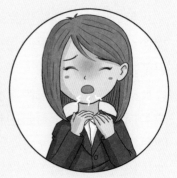
恶心

外食物要作到色、香、味俱佳，并且易于消化。如果患者存在严重的进食障碍则需及时予以静脉营养补充。

（吴晓江）

80. 放疗期间如何饮食

放疗开始时就应当注意调整饮食结构，食物宜选择清淡可口、易于消化、富含营养的类型。食欲好时，应增加进食量，多多补充营养，最大限度利用食欲。食欲差时，则应尽可能选用美味、可口的食物，激励患者进食。记录患者放疗期间的体重变化，可以简便地判断患者营养摄入是否充足。

食物选择上应着重挑选高蛋白、高热量、富含维生素的食物，尽可能做到饮食种类多样。新鲜蔬果、鸡鸭鱼肉、杂粮类和奶类每天都必不可少，这四类食物可提供足够的热量、蛋白质、多种维生素及矿物质。食品的花样和菜式也应色香味俱全，刺激患者的食欲。

备餐时要注意食物的加工，放疗容易使患者发生严重口干、口腔糜烂、咽干，造成咀嚼困难、吞咽疼痛。因此，可以将肉类和蔬菜加工成肉酱和菜泥，这样的食物容易咀嚼和吞咽，同时可以配以味美的汤类，以助患者吞咽。饭菜温度不宜过热，以免损伤消化道黏膜。若患者吃蔬菜和水果也感到困难，可以改饮果汁和蔬菜汁。

放疗期间应注意多饮水，大量饮水可促进毒素排泄，减轻全身放疗反应。进食少的人，可按一天五六顿来安排饮食。进食疼痛剧烈的患者，餐前可适量服用止痛片或漱麻药。有恶心呕吐症状的患者，餐前可适当应用止吐药物。

甜腻、多油、热烫、辛辣、气味难闻、坚硬耐嚼的食物常会加重恶心，尽量少吃或不吃。含纤维素过多的食物如麦片粥、麸皮面以及过冷过热的食物，易加速肠蠕动引起腹泻。

放疗可能会影响唾液腺的分泌功能，使唾液分泌减少、性状变得稠厚，引起口中干燥。可适量食用橙子、山楂等水果，增加唾液的分泌。

（吴晓江）

81. 癌痛治疗的原则有哪些

疼痛是一种复杂的生理心理活动，它包括伤害性刺激作用于机体所引起的痛觉，以及身体对伤害性刺激的痛反应（躯体运动性反应和/或内脏植物性反应，常伴随有强烈的情绪色彩）。痛觉可作为身体受到伤害的一种警告，引起机体一系列防御性保护反应。癌性疼痛是癌症患者特别是晚期患者最常见的症状。癌性疼痛应根据 WHO 的三阶梯止痛法来治疗。

第一阶段：轻度疼痛者给予非甾体抗炎药物（NSAID）或对乙酰氨基酚。第二阶段：中度疼痛者给予弱阿片类药物，如可待因、曲马多等，或低剂量的强阿片类药物，如吗啡、哌替啶、美沙酮、芬太尼等，可联合应用非甾体抗炎药物或对乙酰氨基酚。第三阶段：重度疼痛者可给予强阿片类药物并可合用非甾体抗炎药物或对乙酰氨基酚。

在使用三阶梯治疗法止痛时要遵循以下五个原则：

（1）尽量口服给药：癌痛以慢性疼痛为主，一般情况下需要长期用药控制疼痛。口服给药方便、灵活、易于控制血药浓度的稳定；另外，口服给药比起创伤性给药，不会给患者带来不适，同时也可以提高患者的独立性，减少对医护人员的依赖，患者接受度高。

（2）按时给药而不是按需给药：按时给药就是使用止痛药时要根据药物半衰期有规律地、按规定的时间间隔给药，无论当时是否有疼痛，尤其一些控释型止痛药，需要及时、有规律、持续地应用。按时给药比起以往的按需给药（疼痛时给药，不痛不用药）能有效维持血药浓度，使疼痛处于持续的缓解状态，减少患者的痛苦及身体的耐受性。

（3）按阶梯给药：止痛药的使用应该由弱到强，由非甾体类药物到弱阿片类药再到强阿片类药，剂量由小到大，配合辅助用药由少到多，逐渐增加。

（4）个体化原则：每个患者对于镇痛药物的敏感度差异较大，因而使用阿片类药物时没有剂量规定，能够让患者的疼痛得到缓解而不良反应能承受的剂量就是正确的剂量。

（5）注意细节：使用药物时要因个体差异而定，药物剂量受年龄、体重、肝肾功能、既往药物史、药物不良反应的耐受程度等因素的影响。患者在接受疼痛治疗的任何阶段都应该注意观察药物的药效和不良反应，给予积极有效的处理。

癌痛从心理、生理、精神以及社会等多方面干扰和破坏患者的正常生活，给患者带来痛苦。在患者用药物治疗疼痛的同时，也要关注他们的心理状态。可以通过心理暗示疗法、音乐疗法、患者教育、物理疗法、催眠等方式减少癌症患者的心理障碍，增强对抗疾病的信心，改善疼痛症状，提高对抗疼痛的能力。需要注意的是：心理疗法可以与止痛药物联合控制疼痛，但不能完全取代药物。

（何流）

82. 应该在什么时候开始镇痛治疗

目前临床主张癌症患者不必忍受疼痛折磨，一旦出现癌痛就应及早开始进行镇痛治疗。癌痛使患者无法正常工作、生活、睡眠等，影响患者的生活质量，甚至可能导致患者出现焦虑、抑郁等心理问题。早期癌痛在疾病未进展时，所需镇痛药的等级和剂量较低，及时、按时用药比较容易控制，还可避免因治疗不及时而发展成难治性疼痛。

（何流）

83. 非甾体类镇痛药物更安全吗，可以多用吗

很多患者及家属担心阿片类药物的成瘾性，想避免使用强阿片类药物，并且认为非甾体类镇痛药物比阿片类药物安全、可以多用。实际上这种想法是错误的。非甾体类镇痛药物的止痛效果与药物的用量不呈正比，当使用到一定剂量时，镇痛效果不会显著增加，但是其不良反应可能明显增加。非甾体类镇痛药长期或大量应用时发生脏器不良反应的危险性明显高于阿片类镇痛药。相比之下，在医生的指导下长期应用阿片类药物不容易对肝、肾等重要器官产生明显的毒性作用。非甾体类镇痛药物在用药初期大多无明显不良反应，但长期用药，尤其是长期大剂量用药时，则可能出现消化道溃疡、肾毒性以及血小板功能抑制等不良反应。大剂量对乙酰氨基酚还可引起肝毒性。因此，如果保证正确应用，阿片类镇痛药通常比非甾体类药物更安全。

（苏昊）

84. 镇痛药会产生药物依赖性吗

镇痛药的药物依赖性分为精神依赖和躯体依赖。其中，只有精神依赖（又称心理依赖）才是大众所说的"成瘾性"。精神依赖是指人对某种药物特别渴求，使用后在心理上产生特殊的满足感。正常人滥用镇痛药物后容易产生精神依赖，阿片类药物精神依赖的特征是持续地、不择手段地渴求使用阿片类药物，目的是达到欣快感。对阿片类药物成瘾的恐惧是影响患者治疗疼痛的主要障碍。然而，国内外的大量研究表明，癌痛患者对阿片类药物产生精神依赖的情况极为罕见。癌痛患者对阿片类药物的药物依赖更多见的是躯体依赖。躯体依赖是指重复多次地给予同一种药物后，患者中枢神经系统发生了某种生理或生化方面的变化，致使对某种药物成瘾，也就是说需要某种药物持续存在于体内，否则会产生戒断症状。阿片类药物的躯体依赖表现为：用药一段时间后，突然停用后出现的流涕、打哈欠、流泪、出汗、失眠、腹泻及焦虑、烦躁等一系列戒断症状。戒断症状可以通过阶梯药物减量避免。癌痛患者因疼痛治疗需要对阿片类药物产生耐受（需要适时增加剂量才能达到原来的疗效），发生躯体依赖是正常的药理学现象。因此，癌痛患者发生药物依赖并不妨碍医生有效地使用此类药物。癌痛患者通常使用的是阿片类药物的控释或缓释剂型，极少发生精神依赖。在医生的指导下，按时、规范用药，可以保证理想的镇痛疗效。

（苏昊）

85. 胃癌卵巢转移如何治疗

胃癌是侵袭和转移能力较强的一种肿瘤，胃癌突破最外层的浆膜层后，肿瘤细胞可以脱落并种植在腹膜和腹腔脏器表面，形成转移，在重力作用下，直肠前方的深窝容易形成种植结节，直肠指诊可以发现此处的转移结节。女性胃癌患者肿瘤细胞可种植到卵巢，形成卵巢转移性肿瘤，又称库肯勃（Krukenberg）瘤。胃癌卵巢转移的发生率为 0.3%~6.7%，临床上患者常因腹痛、腹胀、腹部肿块及腹水等症状就诊，小部分人还可表现为阴道流血、胸腔积液等。库肯勃瘤的预后不佳，确诊后的中位生存期为 7~11 个月，多数患者于 2 年内去世，但是临床中发现，部分转移灶局限于卵巢的胃癌患者经手术治疗后也可生存超过 4 年。目前针对库肯勃瘤的治疗尚无明确的共识，在大量临床经验的指导下，多数专家倾向于采取手术为主、术后化疗为辅的综合治疗，对于广泛盆腔和腹腔转移而手术未能将肿瘤彻底清除的患者，可在术中、术后予以腹腔灌注化疗，使得腹腔内的化疗药物处于较高的浓度，以利于杀灭残留的肿瘤细胞、抑制癌灶。对于没有手术机会的患者，建议进行化疗，最常用的化疗药物为氟尿嘧啶、铂类等，化疗可以采用全身化疗和局部治疗相结合的方式。由于库肯勃瘤对放疗并不十分敏感，故不常规推荐进行放射治疗，但一些盆腔复发或者存在骨转移的患者，可以考虑进行姑息性放疗以改善症状。对较晚期的胃癌患者进行预防性卵巢切除可预防库肯勃瘤的发生，医生会在综合评估后决定是否预防性切除。

（张霁）

86. 肝转移应当如何治疗

肝脏是胃癌最常见的转移部位，据统计，胃癌患者中有 3%~14% 的人同时存在肝转移，还有 37% 的患者会在胃癌根治术后发生肝转移。肝转移是危及晚期胃癌患者生命的主要原因。理论上，胃癌的肝转移是胃癌细胞由血液循环系统进入肝脏的，因此可以推断在全身各处也广泛分布了转移的胃癌细胞，这些癌细胞如同种子一样埋藏在体内，此时进行肝脏转移瘤的切除已经无法达到根治的效果。目前常用的治疗策略为全身化疗，临床指南也推荐对肝转移的胃癌患者采取全身化疗。但是化疗效果非常有限，患者的中位生存期只有 4.3~12 个月。

近些年，一些学者研究患者能否从胃癌肝转移灶切除术中获益。针对这一问题目前还有很大争议，现阶段，对胃癌肝脏转移灶切除的疗效并不像结肠癌肝转移手术那么确切，目前尚无相关指南对此做出绝对的推荐。但是在临床实践中，一些研究者发现，胃癌肝转移灶手术切除的疗效与肝转移灶数目、大小、分布以及手术切缘有无癌细胞残留有关。只有肝转移灶单发、直径小于 5cm，且手术时达到切缘无癌细胞残留的患者才可能有较好的预后。同时，肝转移灶切除术前还需进行辅助化疗，以期缩小转移瘤体积、增加手术可切除率。

总之，胃癌肝脏转移的推荐治疗方案还是进行化疗控制，是否应该进行肝脏转移灶切除在学界尚存争议，需要进一步研究。对于胃癌肝转移的治疗，除了控制肿瘤，还要注意保护身体功能，做好打持久战的准备。

（张霁）

87. 什么是腹水

在人体正常的生理状态下，腹腔内存在约 100ml 的液体，这些液体主要起到润滑腹腔内脏器的作用。如果患者由于各种原因导致腹腔内存在过多液体，则在临床上称之为腹水。腹水是晚期胃癌的常见症状之一。

胃癌产生腹水的因素有很多，主要包括以下几个方面：

（1）营养状态差：晚期胃癌患者进食困难、食欲差，营养摄入不足，进而可以出现低蛋白血症、电解质紊乱等状况，并形成腹水。

（2）血液、淋巴液回流障碍：当肿瘤体积逐渐增大，侵犯、压迫腹腔内的血液、淋巴循环管道时，可导致大量液体渗出到腹腔，造成腹水。

（3）肝功能异常：晚期胃癌可以出现肝转移，严重时可以损害患者的肝脏功能，出现肝源性腹水。

（4）腹膜滤过屏障功能丧失：胃癌发生广泛的腹腔种植转移时，腹膜的滤过屏障功能丧失，造成腹腔内腹水蓄积。

腹水过多导致患者腹腔脏器受到压迫，可以出现恶心、呕吐、食欲减退等症状。此外，由于膈肌在腹水的压迫下抬高，部分患者还有呼吸受阻、呼吸困难症状。当大量腹水压迫静脉及淋巴系统时，淋巴液回流不畅，患者常发生下肢水肿。晚期腹水患者可出现尿少、血压降低等症状，这些表现均提示病情已达终末期。

（张一楠）

88. 如何治疗胃癌引起的恶性腹水

胃癌恶性腹水多由肿瘤的腹膜转移所致，腹水中存在癌细胞是诊断恶性腹水的依据。恶性腹水含有大量蛋白和营养素，营养物质丰富，是微生物的良好培养基，因此恶性腹水常继发感染，导致腹膜炎。

治疗方面，主要使用化疗遏制肿瘤，其次，使用利尿剂也可排出体内蓄积的多余水分。使用利尿剂时应该注意维持患者的水电解质平衡，使用排钾利尿剂时应当及时补钾，避免身体缺钾，在利尿的同时也应当输注白蛋白，以提高利尿的效果。当腹水情况较重，压迫腹腔器官，导致恶心、呕吐、饮食受限，或腹水抬高膈肌，阻碍患者呼吸、睡眠时，可以考虑采取治疗性穿刺放液以减轻腹腔压力。由于腹腔压力迅速下降会加速腹水的生成，所以穿刺引流腹水时不宜放液过多、

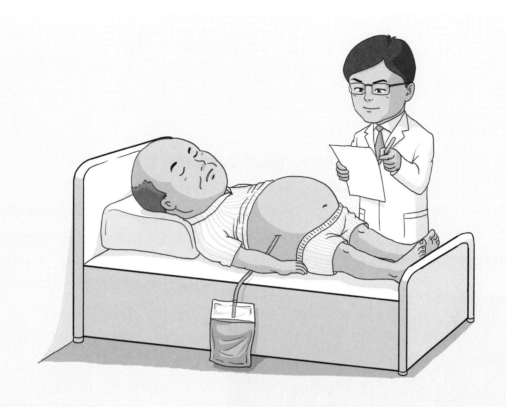

过快，通常每次放出 200ml 腹水时应暂停，待半小时到 1 小时后再次放液，每日最大放液量不宜超过 1 000ml，当患者腹水压迫症状改善时可停止引流腹水。另外，减瘤手术、腹腔灌注化疗也可能在一定程度缓解腹水症状。

（张一楠）

四、胃癌的治疗后事项

1. 什么是深静脉血栓形成，有哪些危险因素

深静脉血栓形成是指血液非正常地在深静脉内凝固，常发生于下肢粗大血管内，属于静脉回流障碍性疾病。深静脉血栓形成的危险因素包括：①患者因疾病或其他原因长期限制下地活动；②近期手术或遭受创伤；③肥胖；④曾经发生过深静脉血栓或家族中有深静脉血栓病史；⑤恶性肿瘤患者；⑥使用口服避孕药或正常进行激素替代治疗；⑦妊娠或产后状态；⑧高龄（年龄>65岁）；⑨心力衰竭。

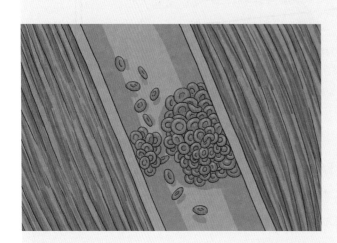

深静脉血栓形成可能对患者造成致命后果，如果患者存在上述情况，应警惕发生深静脉血栓。条件允许时尽早采取措施预防血栓形成。

（范彪）

2. 深静脉血栓的危害有哪些

深静脉血栓形成后，大部分患者没有明显症状，小部分出现患肢肿胀、疼痛等不适，这些症状通常不会对患者造成致命性危害。深静脉血栓对人体最致命的伤害发生于静脉血栓脱落时，血栓从静脉壁脱落后可以经静脉回流系统进入右心并堵塞肺动脉，造成肺动脉栓塞。大面积肺动脉栓塞将使肺部无法正常获取氧气，最后患者会因严重缺氧而死亡。另一方面，肺动脉堵塞后，右心内的血液无法泵入肺动脉，可引起急性右心衰竭。发生严重肺栓塞时，即使患者在院内得到抢救仍有极高的死亡率。

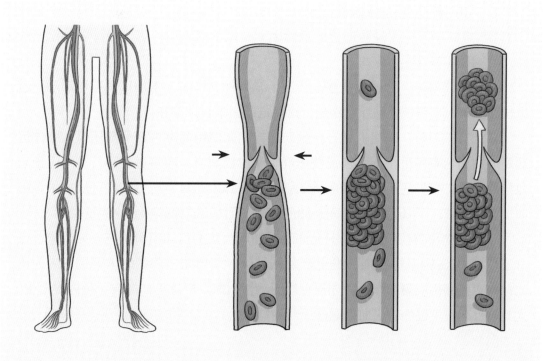

（范彪）

3. 胃癌术后为何出现反流性食管炎

胃与食管相连接的部位是胃的入口，此处称为贲门。贲门具有控制消化液反流的作用。由于近端胃切除术会连同贲门一并切除，所以失去了贲门的患者可能会出现消化液反流。包含胆汁、胰液的消化液反流到食管，刺激食管黏膜引起反流性炎症，可以出现反酸、胸骨后疼痛、呕吐等症状。反流性食管炎在胃镜下表现为食管黏膜水肿、发红甚至糜烂、溃疡。治疗方面，抑酸药物、黏膜保护剂、促胃肠动力药物以及镇静剂可以起到一定效果。此外，睡眠时抬高上半身也可部分缓解症状。多数患者的消化液反流症状可在胃癌手术半年后自行缓解。

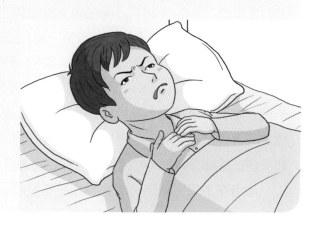

（季科）

4. 如何预防深静脉血栓

患癌是形成深静脉血栓的危险因素，以下措施可以降低深静脉血栓形成的概率：

（1）基础预防：①适量饮水、补液；②条件允许时，术后尽早下地活动，避免长期卧床；③积极处理原发疾病，避免危险因素长期存在。

（2）机械预防：采用机械方式预防血栓，如使用间歇性充气加压泵从肢体远端到近端均匀有序地挤压，加速肢体静脉和淋巴回流，改善微循环，有助于预防血栓的形成。另外还可使用循序减压弹力袜，弹力袜具有压力梯度，压力由足部向上逐渐递减，可以促进下肢静脉血液回流，预防下肢深静脉血栓的发生。

（3）药物预防：当外科情况允许时可加用预防剂量的抗凝药物，如肝素、低分子肝素、Xa 因子抑制剂、维生素 K 拮抗剂。使用如上药物时需警惕患者的出血倾向，监测相应凝血指标。如果存在活动性出血、严重出血倾向、颅内出血史，尤其是近期发生过颅内出血，则禁用药物抗凝治疗。

（季科）

5. 胃癌手术后能运动吗

胃癌手术后，患者是可以运动的，并且医生也特别鼓励患者锻炼身体。

适量的运动有利于体能恢复，也能提高患者的生活质量。需要注意的是，运动还需根据疾病恢复的阶段循序进行。

在术后恢复期（术后 2~14 天），患者可以在家属的陪护下在病房内缓步走动，有助于促进全身各项功能的恢复，包括胃肠功能的恢复，也有助于控制血糖，预防肺部感染、压疮和深静脉血栓形成。如果患者手术的创伤面较大，术后体力较差，在不能下床的情况下，可在床上做肢体屈伸运动和翻身动作。应注意，活动时要保护好胃管、引流管等各种管道，避免管路扭曲脱落。

术后约 1 个月，大部分患者进入综合治疗期，此时患者的体力已基本恢复。需要进行术后辅助治疗的患者通常会开展放疗、化疗以及靶向治疗等综合治疗。其间，患者可以根据自己的身体状况进行一些低强度的活动，例如拉伸运动、慢速步行等。过程中可逐渐提高运动强度，但应注意安全性、保持平衡，以防跌倒和受伤。高龄、有骨转移或骨质疏松症的患者应在专业指导下进行运动。

患者在术后定期随访中未发现肿瘤复发、转移，疾病进入了稳定期。此时可以根据自己的喜好进行一些有氧运动，如慢跑、游泳等。运动应当循序渐进，不要过度劳累。慢跑、散步时应尽量穿着宽松的衣服，鞋袜要合适。运动时要保持轻松的心态，从容不迫、怡然自得。运动的强度可以根据自身的心率、呼吸频率合理调整。通常，运动后的心率应控制在 85~110 次 / 分，可据此增减运动量，也可依据自己的基础心率衡量运动量。呼吸方面，运动时呼吸频率加快是正常的，只要没有

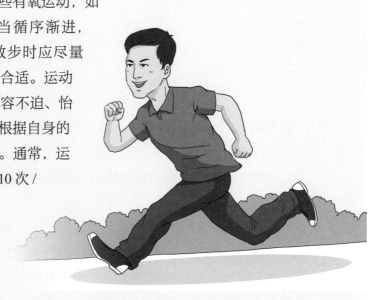

出现明显的上气不接下气的情况，运动量一般就是合适的。锻炼量可以控制在每周 3~4 次，每次 1 小时。研究发现，积极运动的癌症患者比运动量少的患者癌症复发风险更低，生存率更高。

（季鑫）

6. 什么是加速康复外科

加速康复外科（enhanced recovery after surgery，ERAS）是丹麦的 Kehlet 教授在 20 世纪 90 年代提出的，随后由 2001 年成立的 ERAS 协会不断优化和完善。ERAS 是指通过多模式、多学科的方式，在术前、术中和术后对患者实施一系列经循证医学证实有效的干预措施，其根本目的是让患者平稳地度过围手术期并促进患者更早地恢复正常功能。通过外科、麻醉科、护理、营养科、康复科等多学科协作，在传统围手术期处理的基础上优化围手术期处理的临床路径，从而减少手术后的应激反应和并发症，缩短住院时间，减少医疗支出，加速患者康复。

目前在胃癌手术中开展 ERAS 的循证医学证据相对较少，不同文献报道 ERAS 的具体措施有所差异。涉及胃癌手术的 ERAS 措施主要包括简化术前肠道准备，术前改善患者营养状态，术前饮食管理，术中麻醉方案优化，术中液体管

理，术后早期进行肠内营养支持，术后早期拔除胃管、尿管以及腹腔引流管，术后早期下床活动等。

（季鑫）

7. 患者治疗后还能工作吗

由于诊断和治疗手段的进步，癌症早已从过去人们心中的不治之症变成了一种可以长期控制的慢性疾病。经过系统治疗，很多患者可以重返工作岗位。

临床观察中发现，积极参与社会活动、回归工作和生活的癌症患者能够在精神上得到更多慰藉和力量，克服心中对疾病的恐惧。在疾病情况稳定、患者体能良好的情况下，重返工作岗位有助于进一步康复和控制疾病。但工作的强度不宜过大，需要避免过度劳累。轻松、不需耗费大量体力的工作较为理想。对于病情不稳定、尚未完成根治性治疗的胃癌患者还应多休息、保存体力，为进一步治疗打好基础。此时患者应以治疗为重，不宜过早投入工作。

（宗祥龙）

8. 罹患胃癌后还能怀孕吗

罹患胃癌后能否怀孕生子是很多年轻女性患者关心的问题。临床上，胃癌患者在治疗期内，如需要进行手术或放疗、化疗等，通常不建议怀孕。如果已经怀孕，医生一般也会建议患者尽快终止妊娠。这是由于在怀孕期间进行手术的风险和难度会加大，患者也容易发生出血等问题。另外，放疗、化疗会对患者本人的生殖系统造成很大损伤，也会对胎儿产生致畸作用，乃至直接杀死胎儿。因此，此时并不适合生育。

对于完成了根治性胃癌治疗的患者，如果定期随访3~5年没有发生肿瘤复发转移，并且夫妻双方生育意愿强烈，可以考虑怀孕。但是需要注意的是，孕期母亲的激素水平会发生剧烈变化，免疫功能也会发生改变，可能导致体内处于休眠状态的癌细胞重新活跃，出现肿瘤爆发性的生长，病情会急剧恶化，严重损害母婴的生命健康。因此，如果胃癌患者想要怀孕，需经过肿瘤科医生和妇产科医生详细评估。怀孕后，要密切监测肿瘤相关指标的变化，以便及早发现可能发生的复发或转移。另外，在疾病没有良好控制前婚育、抚养子女，无论是在精力、体力，还是在经济上，都会给患者带来较为沉重的负担，这些都不利于患者健康的维持。对于遗传性肿瘤患者，由于其患有的肿瘤具有明显的遗传倾向，后代患癌的机会很大，并且目前的医疗水平暂时还无法做到从胚胎开始预防遗传性肿瘤的发生，因此生育要格外慎重。一旦决定生育后代，那么日后一定要做好对后代的定期体检，及早发现疾病。

（宗祥龙）

9. 胃癌手术后应当如何正确进食

胃是人体重要的消化器官，主要功能是储存食物和初步消化食物，小肠则负责对食物进一步消化，并吸收营养。胃癌手术会切除部分或全部胃，并且还要对剩余的消化道进行重建，从而保证消化系统的连续性，因此，术后人体天然的消化道结构被改变，储存食物、消化食物的能力下降，饮食习惯也应当做出相应改变。

在胃癌手术后的 1 到 3 个月内，饮食主要以半流食和软食为主，让刚接受手术的胃肠道开始适应新的环境。进食的原则为少食多餐，即每次进食的量不要过多，同时增加全天的进食次数，保证足够的营养供应。

度过术后早期的恢复阶段后，胃肠道逐渐适应了新的环境，此时患者可以根据自身情况调整饮食的量和次数，进食时仍然应当注重细嚼慢咽。食物在口腔内充分加工研磨成食糜后再吞咽，这样可以减轻消化系统的负担，促进营养吸收。一些患者在进食过多或过快时可能出现"倾倒综合征"的症状，表现为餐后半小时内腹胀、腹痛、恶心、呕吐、腹泻等症状，也有患者表现为饭后两小时左右出现心慌、头晕、眼前发黑的低血糖症状。倾倒综合征是由食物过快进入肠道引起的，为了避免倾倒综合征出现，患者可以减少粥类等液体食物的摄入，避免大量进食含糖饮料，减少单次进食量，也可以在餐后平躺，减缓食物进入肠道的速度。

（贾子豫）

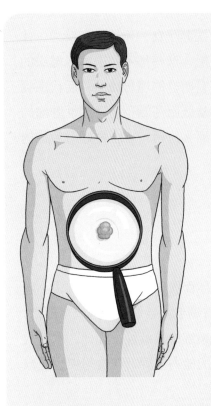

10. 胃癌术后定期复查的目的是什么

胃癌是恶性肿瘤，具有复发转移的潜能。无论胃癌处于什么分期，均应进行定期复查。在胃癌复发转移的早期，患者的病情往往非常隐匿、没有特殊临床症状。手术后定期复查的目的在于尽早发现复发转移病灶，从而做到早发现、早治疗，改善患者的预后。

（贾子豫）

11. 胃癌治疗后应当如何定期复查

胃癌术后复查的主要项目包括：问诊查体、肿瘤标志物、胸部 X 线检查 / 胸部 CT 平扫、腹盆 B 超 / 腹盆增强 CT 以及胃镜。

复查的间隔通常为：术后 2 年内每 3 个月复查 1 次，第 3 到第 5 年每 6 个月复查 1 次，5 年以后每年复查 1 次。胃镜检查为每年 1 次。

术后 1 年内的复查项目见表 4。

表 4　术后 1 年内的复查项目

术后第 3 个月	术后第 6 个月	术后第 9 个月	术后第 1 年
问诊查体	问诊查体	问诊查体	问诊查体
肿瘤标志物	肿瘤标志物	肿瘤标志物	肿瘤标志物
胸部 X 线检查	胸部 CT 平扫	胸部 X 线检查	胸部 CT 平扫
腹盆 B 超	腹盆增强 CT	腹盆 B 超	腹盆增强 CT
			胃镜

（王安强）

12. 少吃饭可以饿死肿瘤吗

一些人认为，既然肿瘤的生长比人体正常组织要活跃得多，那么是不是人吃得越好越多，肿瘤也就长得越快，或者少吃饭就能把肿瘤饿死？这实际上是一种误解。肿瘤生长的确需要营养支持，但人体维持正常生理功能更需要充足的养分。很多治疗方案只有在患者处于良好营养状态下才能安全实施，因此，努力维持良好的营养状态相当重要。胃癌患者本身可能存在消化不良、消化道梗阻、进食困难等问题，化疗也会引起厌食、恶心、呕吐等不适，总体上会影响患者的营养摄入，患者应注意做到饮食营养丰富，多进食肉类、蛋类等蛋白质丰富的食物，食物应易于吸收。如果一次无法进食足量的食物，可以采取少食多餐的方式，分次补充。部分晚期胃癌患者消化道梗阻严重，无法自主进食，可以留置胃空肠营养管或进行空肠造瘘术，通过管道将食物输送到肠道，保证营养供应。总之，癌症患者应当尤其注重饮食的丰富和充足，这样才能有良好的状态和体力战胜疾病。

（冯梦宇）

13. 如何提高晚期胃癌患者的生活质量

对于晚期胃癌患者，在癌症治疗方法上已无更多有效措施。此时家人以及医务工作者的目标是做好临终关怀，帮助患者在生命的最后阶段尽可能提高生活质量，平静舒适地走完最后一程。

家人和医护的关爱对于提高患者的生活质量必不可少。家人的悉心照料可以让患者身心愉快，减轻身体痛苦。来自医护的关爱则能帮助患者重拾信心，有勇气与病魔作斗争。

除了精神的安抚，切实减轻患者身体的病痛也是提高生活质量非常重要的议题。这部分包括营养支持，缓解疼痛等。晚期胃癌患者往往存在消化不良、梗阻、进食困难等问题，并且肿瘤生长大量消耗机体的养分，许多患者体质极弱、骨瘦如柴。因此营养支持是临终关怀的重中之重。医护人员应根据患者的状况选择合适的给养方式，制订合理的营养支持方案，为患者提供足够的养分，保持营养状态。此外，肿瘤的生长会侵犯周围神经、压迫器官组织，造成严重的癌痛，患者在疼痛作用下情绪低落，严重影响生活质量，因此镇痛治疗是提高晚期胃癌患者生活质量的重要部分。镇痛治疗应当遵守临床指南的规定，不可随意用药。

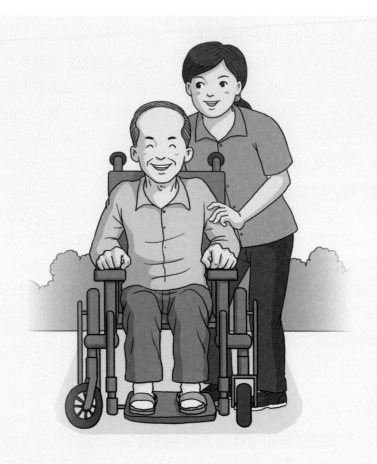

（冯梦宇）

14. 发生肠梗阻怎么办

肠梗阻是指消化液和食物残渣在肠管内无法顺利通过。胃癌患者发生肠梗阻的原因包括以下几个方面：①肿瘤压迫、侵犯肠道，导致肠腔狭窄、阻塞，形成梗阻；②手术后肠道粘连；③晚期胃癌患者大量应用阿片类镇痛药物导致肠麻痹，发生肠梗阻。肠梗阻可以表现为停止排气排便、恶心、呕吐、呃逆、腹胀、腹痛等。梗阻部位不同，症状也有所不同。处于高位的梗阻，如十二指肠梗阻，腹胀症状不明显，更多表现为严重而难以控制的呕吐。处于低位的梗阻，如结直肠梗阻则较早出现排气排便停止，患者腹胀明显，但呕吐症状则较晚出现。检查方面，典型的肠梗阻可以在腹部 X 线检查看到扩张的肠管以及肠道内的液气平面。CT 检查则有可能进一步明确梗阻的部位。

肠梗阻的治疗主要包括内科保守治疗和外科手术治疗。

内科保守治疗的方式包括：①禁食、禁水：目的是减少肠液的进一步分泌，降低肠道负担。患者在禁食禁水期间应当予静脉补液支持治疗。②胃肠减压：胃肠减压可以将胃肠道内的气体和消化液引出体外，降低肠道内的压力，帮助改善患者的一般状况。③抗生素治疗：肠梗阻时，肠道内菌群失调、肠腔压力增加，可以导致病原微生物入血，发生感染。使用抗生素可以防止微生物感染。④减少肠液分泌：肠道每日分泌的肠液可达数千毫升，其中大部分被肠壁重新吸收。肠梗阻的时候，肠道分泌的液体量增加，但重吸收减少，液体在肠道内潴留，加重了梗阻的症状。使用一些减少肠道分泌的药物，如生长抑素类药物，可以缓解梗阻的症状。⑤外科手术治疗：并非所有的患者都适合使用手术来解决肠梗阻，若患者既往曾经有姑息性手术史、一般情况差、存在多处梗阻以及腹水则不适合手术。只有预期寿命大于 3 个月、单处梗阻、一般状况较好的患者可以考虑进行外科手术治疗肠梗阻。另外，通过内镜放置消化道支架也可以解除肠梗阻症状。

（李阳）

15. 胃癌患者的预后如何

探讨胃癌患者的预后首先需要了解医学中 5 年生存率的概念，5 年生存率是指患者群体 5 年后存活的病例数占总数的比例。对治疗后的肿瘤患者来说，如果生存超过 5 年，则出现肿瘤复发或转移的概率就很低了，因此 5 年生存率常作为判断某项综合疗法治疗恶性肿瘤效果的重要指标，也用来判断患者的预后。5 年生存率越高，则说明治疗效果越好、预后越好。对于患者个体来说，5 年生存率是指能活过 5 年的概率。将手术切下的肿瘤送到病理科诊断后，患者可以得到准确的胃癌病理信息，如肿瘤的侵犯深度、淋巴结转移数目以及远处转移的情况，利用这些信息可以得知患者的 TNM 分期和病理分期情况。

表 5 为不同病理分期患者的 5 年生存率情况。

表 5　不同病理分期患者的 5 年生存率

病理分期（pTNM）	5 年生存率 /%
IA 期	93.6
IB 期	88
IIA 期	81.8

续表

病理分期（pTNM）	5 年生存率 /%
ⅡB 期	68
ⅢA 期	54.2
ⅢB 期	36.2
ⅢC 期	17.9

（李阳）

16. 影响胃癌预后的因素有哪些

研究发现，许多因素与患者的预后相关，以下列出了一些可能的影响胃癌预后的因素：

（1）年龄：大部分研究认为年龄和性别不是导致患者死亡、肿瘤复发和转移的独立危险因素。目前，只有少数小样本的研究显示年龄是影响患者预后的独立指标。研究人员发现 60 岁以上胃癌患者 5 年生存率高于其他年龄组。

（2）肿瘤的部位和大小：研究发现肿瘤位于胃底、贲门的胃癌预后劣于位于胃体和胃窦的胃癌。此外，多项研究表明肿瘤大小为影响胃癌预后的重要因素。

（3）手术：手术是胃癌治疗的最基本手段之一。手术的切缘是否有癌细胞残留与胃癌的预后密切相关。不同的手术方式预后也不相同，胃癌根治性切除的 5 年生存率为 31.3%，而姑息性切除的 5 年生存率仅为 11.7%。此外，手术时淋巴结清扫的情况也与预后相关。当前 D2 淋巴结清扫被认为是进展期胃癌的标准术式，预后优于 D1 淋巴结清扫。研究显示，淋巴结清扫的个数也是影响胃癌预后的重要因素。

（4）胃癌的大体类型：根据肿瘤在黏膜面的形态和胃壁内的浸润方式可以将胃癌分为 4 种类型，包括结节或息肉型、局部溃疡型、浸润溃疡型、弥漫浸润型。统计发现，弥漫浸润型胃癌患者的 TNM 分期为Ⅳ期者占 54.5%，溃疡型胃癌患者的 TNM 分期为Ⅳ期者仅占 23.8%，两者差异显著。弥漫浸润型胃癌与其他类型相比，5 年生存率明显较差，多因素分析显示弥漫浸润型是胃癌预后差的独立危险因素。

（5）TNM 分期：多数研究认为胃癌 TNM 病理分期与其 5 年生存率和局部复发率密切相关。诸多研究已经表明 TNM 分期是影响胃癌患者预后的独立危险因素。

（6）微卫星不稳定（MSI）：微卫星高度不稳定的肿瘤容易发生基因突变，错配修复蛋白表达存在缺陷，导致肿瘤具有免疫原性，更易于受到自身免疫系统的杀伤。目前的研究结果表明，微卫星高度不稳定的胃癌患者具有更好的预后，但 MSI 并不是胃癌预后不良的独立危险因素。

（李嘉临）

图书在版编目（CIP）数据

胃癌 / 季加孚主编 . —北京：人民卫生出版社，
2022.11

（肿瘤科普百科丛书）

ISBN 978-7-117-33214-9

Ⅰ. ①胃… Ⅱ. ①季… Ⅲ. ①胃癌 – 普及读物 Ⅳ.
①R735.2-49

中国版本图书馆 CIP 数据核字（2022）第 102110 号

人卫智网 www.ipmph.com 医学教育、学术、考试、健康，
购书智慧智能综合服务平台
人卫官网 www.pmph.com 人卫官方资讯发布平台

肿瘤科普百科丛书——胃癌
Zhongliu Kepu Baike Congshu——Weiai

主　　编　季加孚
出版发行　人民卫生出版社（中继线 010-59780011）
地　　址　北京市朝阳区潘家园南里 19 号
邮　　编　100021
E - mail　pmph @ pmph.com
购书热线　010-59787592　010-59787584　010-65264830
印　　刷　三河市宏达印刷有限公司（胜利）
经　　销　新华书店
开　　本　787×1092　1/16　印张：9
字　　数　156 千字
版　　次　2022 年 11 月第 1 版
印　　次　2022 年 12 月第 1 次印刷
标准书号　ISBN 978-7-117-33214-9
定　　价　49.00 元

打击盗版举报电话：010-59787491　E-mail：WQ @ pmph.com
质量问题联系电话：010-59787234　E-mail：zhiliang @ pmph.com
数字融合服务电话：4001118166　E-mail：zengzhi @ pmph.com